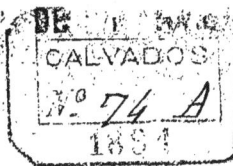

I0060266

Les Derniers Malades

DE

LA LÉPROSERIE

DE NOTRE-DAME DE BEAULIEU

OU

GRANDE MALADRERIE DE CAEN

AUX XVIe ET XVIIe SIÈCLES

D'APRÈS DES DOCUMENTS INÉDITS

PAR

T. RAULIN

DOCTEUR EN DROIT

ANCIEN DIRECTEUR DE LA MAISON CENTRALE DE BEAULIEU
ANCIEN PRÉSIDENT DE LA SOCIÉTÉ DES ANTIQUAIRES DE NORMANDIE

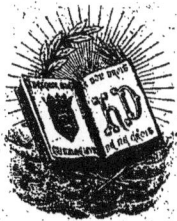

CAEN

HENRI DELESQUES, IMPRIMEUR-LIBRAIRE

RUE FROIDE, 2 ET 4

—

1891

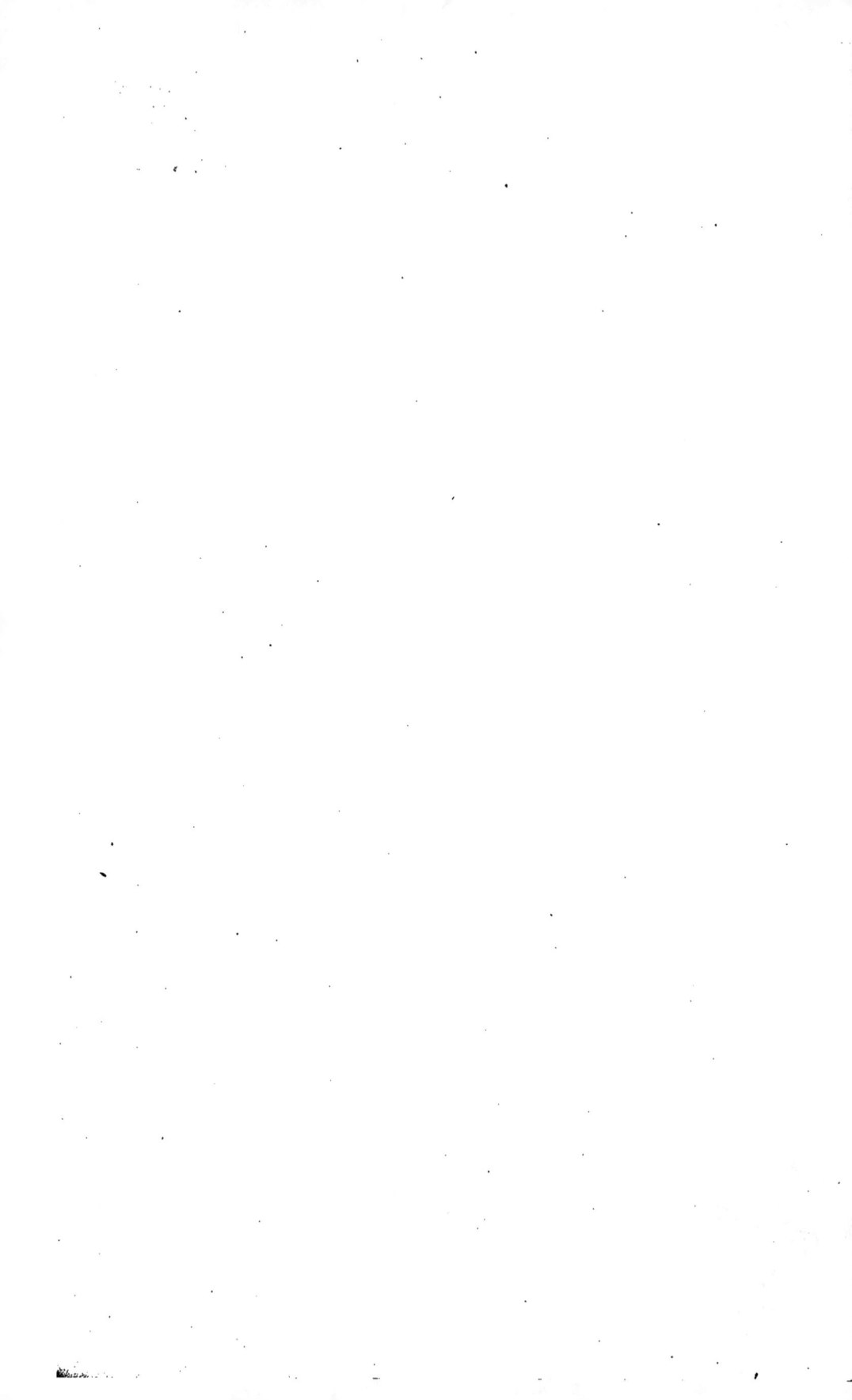

Les Derniers Malades

DE

LA LÉPROSERIE

DE NOTRE-DAME DE BEAULIEU

OU

GRANDE MALADRERIE DE CAEN

AUX XVIe ET XVIIe SIÈCLES

D'APRÈS DES DOCUMENTS INÉDITS

PAR

T. RAULIN

DOCTEUR EN DROIT

ANCIEN DIRECTEUR DE LA MAISON CENTRALE DE BEAULIEU

ANCIEN PRÉSIDENT DE LA SOCIÉTÉ DES ANTIQUAIRES DE NORMANDIE

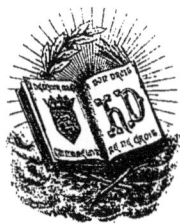

CAEN

HENRI DELESQUES, IMPRIMEUR-LIBRAIRE

RUE FROIDE, 2 ET 4

—

1891

Extrait de l'*Année Médicale de Caen*. — Années 1890-1891.

LES DERNIERS MALADES [1]

DE LA

LÉPROSERIE DE N.-D. DE BEAULIEU [2]

OU

GRANDE MALADRERIE DE CAEN

Aux XVIᵉ et XVIIᵉ siècles

I.

La plupart des chroniqueurs, historiens, médecins, chirurgiens, juristes, hagiographes, etc., qui ont parlé de la condition des lépreux au Moyen-Age, nous la représentent sous les couleurs les plus sombres.

Suivant leurs récits, dès' qu'une personne était soupçonnée de « ladrerie, mesellerie ou lèpre [3] », elle était dénoncée par les habitants de la paroisse et obligée de se soumettre à la visite des médecins et chirurgiens assermentés. Si le rapport des hommes de l'art était affirmatif, l'autorité ecclésiastique rendait une sentence en vertu de laquelle le lépreux devait être séparé à tout jamais « de la compagnie des gens sains [4]. »

[1] C'est ordinairement par cette expression que nos pères traduisaient le mot *leprosus* des chartes latines, comme pour indiquer que le lépreux était véritablement, absolument malade, sans aucun espoir de guérison.

[2] Que ce nom soit dû, comme le veulent nos historiens locaux, à la beauté du site de la léproserie, à la magnificence de sa chapelle ou à l'étendue de son parc, il est certain qu'il était très commun autrefois. Il s'appliquait entre autres à une maladrerie près de Chartres, à un prieuré près de Rouen, à une paroisse près de Vire. On est étonné de ne pas trouver cette dernière dans le *Dict. topogr. du Calvados* de M. Hippeau.

[3] Ces trois termes sont synonymes : voir leur étymologie dans le *Dictionnaire de la langue française*, de Littré. Le mot *mesel*, dans les textes anciens, se présente aussi sous les formes de *mezel, meseau, mezeau, mesius, mesiax, mesiaux*, etc.

[4] Baluze, I, 243 : *Capit. de Charlemagne*, année 789.

Cette *separatio leprosorum*, dont les anciens rituels (1) nous ont
conservé la formule, était une cérémonie religieuse fort touchante,
mais aussi fort lugubre, à une certaine époque du moins, où le
ladre, placé sous le drap mortuaire, entendait réciter sur lui l'office
des morts avec tout l'appareil qui précède un véritable enterrement
y compris le jet d'une pelletée de terre sur la tête ou sur les pieds.
La messe finie, l'officiant le conduisait au lieu destiné pour sa demeure, et là lui adressait ce qu'on appelait les « défenses » suivies
de paroles d'encouragement à la patience et à la confiance en la
miséricorde de Dieu, dont le malheureux avait d'autant plus besoin,
que désormais son sort allait devenir semblable à celui du paria de
l'Inde, sinon pire encore.

Les défenses, en effet, le mettaient complètement au ban de la
société. Il était chassé des châteaux, des villes et des villages, des
églises, des fours, des moulins, des tavernes, des foires et des mar-
chés, c'est-à-dire de tous les lieux publics ; arraché à sa famille et
à ses amis, séquestré soit dans une « borde » ou hutte construite
loin des autres habitations, soit dans l'étroite cellule d'une maladrerie placée en dehors des cités, dont personne n'osait approcher
et d'où lui-même ne devait plus sortir qu'en se soumettant à d'aussi
nombreuses que minutieuses précautions, auxquelles il n'aurait pu
se soustraire sans mettre sa vie en péril, comme de n'aller jamais
les pieds nus, de porter des vêtement spéciaux, tels que la « housse,
le capuchon et la robe de camelin », avec des couleurs voyantes et
des marques extérieures qui le fissent reconnaître de loin (2),
d'agiter ses cliquettes ou tarterelles pour avertir de son approche,
de se tenir sous le vent dès qu'il apercevait quelqu'un, d'éviter de
passer par les chemins étroits, etc. Il ne devait reconnaître ce qu'il
voulait acheter que du bout d'une baguette ou d'un bâton ; n'ap-
puyer les mains sur les garde-fous des ponts qu'il avait à traverser
qu'avec ses gants ; ne jamais toucher les petits enfants ; ne donner

(1) Par exemple, ceux d'Amiens, Angers, Bourges, Châlons, Reims et
Sens, dans Dom Martène (*De antiquis Ecclesiæ ritibus*, t. III,
p. 532 et suiv.); celui de Bayeux, dans les *Mém. de la Soc. des Ant. de
Norm.*, t. XXIX.

(2) *Lett. pat.* de Charles VI, du 7 mars 1407, qui renouvellent les anciennes ordonnances, alors tombées en désuétude à cet égard (Isambert,
Recueil général des Anc. lois Fr., t. VII, p. 176).

Dom Bessin. *Concilia Rotomag. provinc.*, II.

quoi que ce soit à personne ; ne laver ni sa personne ni rien de ce qui lui appartenait aux rivières ou fontaines ; ne puiser de l'eau qu'au moyen de son écuelle, ou de son entonnoir et de son baril ; ne boire ou manger qu'avec des lépreux, etc.

D'autre part, il était frappé d'une sorte de mort civile, qui lui interdisait de se marier, sans aller toutefois, quoi qu'on en ait dit, jusqu'à rompre forcément son mariage ; il pouvait seulement y avoir divorce par consentement mutuel, avec faculté pour l'autre conjoint de se remarier, comme l'a péremptoirement établi M. le professeur Guillouard dans sa savante *Étude sur la condition des lépreux* (1). Mais s'il n'y avait que de simples fiançailles, et que l'un des époux devînt ladre avant la consommation du mariage, l'autre était en droit de contracter une seconde union (2).

Le lépreux était, en outre, atteint dans ses droits les plus essentiels de propriété et de famille : plusieurs Coutumes, entre autres celles de Normandie, du Maine et d'Anjou, du Beauvoisis (3), etc., le privaient de toute succession, ce qui retombait sur ses enfants eux-mêmes (4) ; il lui était défendu d'aliéner, de tester, d'ester en justice, de servir de témoin (5), etc. N'ayant que l'usufruit de ses propres biens, s'il n'en possédait pas, il n'avait d'autres ressources pour vivre que les secours de la charité publique, et c'est pour cela qu'on lui permettait quelquefois de sortir, et qu'un tronc était placé à l'entrée de sa demeure.

Enfin, telle était l'horreur qu'il inspirait que, dans la mort même, il était séparé du reste des chrétiens, enterré, non pas dans un coin du cimetière de la paroisse, comme le criminel, le suicidé ou l'ex-

---

(1) *Mém. de la Soc. des Ant. de Norm.*, t. XXIX

(2) *App. ad Conc. Later.*, III, cap. LXIII.

(3) *Grand Coutumier de Normandie*, imprimé en 1483 (ch. XXVIII ; *De empeschemens de succession)*.

Les Coutumes de Beauvoisis, par Phil. de Beaumanoir, édition Beuchot, ch. LVI.

Coutumes et instit. de l'Anjou et du Maine, édit. Beautemps-Beaupré, n° 835.

(4) Par contre, l'art. 6 de la *Coutume du Hainaut* déclare que le lépreux « pourra succéder comme autre personne et les hoirs dudit lépreux « à lui. »

(5) *Coutume du Beauvoisis*, II. 104, 525, etc.

Traité des Coutumes Anglo-Normandes, par Houard, t. IV, ch. CXXVI.

communié, mais dans un lieu à part, dans l'enceinte de son habitation, en sorte qu'il avait constamment sous les yeux son futur tombeau (1). C'est que la lèpre était souvent considérée comme une punition du ciel pour quelque grave infraction aux commandements de Dieu ou de l'Église, ainsi qu'on en voit de nombreux exemples dans les Bollandistes (2) et même dans le théâtre du Moyen-Age (3).

Et ce n'est pas tout ; à tant de souffrances morales se joignaient d'intolérables douleurs physiques, qui étaient suivies de la perte successive des cheveux, des ongles, des parties extrêmes des membres, au point de faire du lépreux une sorte de cadavre ambulant, répandant autour de lui une odeur fétide, insupportable.

La médecine, d'ailleurs, ou se déclarait impuissante à guérir la malade et même à adoucir ses maux, à moins de l'un de ces miracles si fréquents dans les *Acta Sanctorum*, (4) ou bien elle usait de remèdes non moins ridicules qu'inefficaces, tels que la raclure de dent d'éléphant, la graisse de lion, de panthère ou d'autres animaux féroces, la chair et le sang du serpent, etc, quand ils n'étaient pas odieux et cruels, comme la graisse d'un enfant mort-né (5), les bains de sang et même de sang humain (6) ; enfin, la castration, parce que, disait-on, les ennuques étaient exempts de la lèpre, et que cette opération changeant un tempérament chaud, porté à une luxure effrénée, en une complexion froide et humide, si elle ne guérissait pas le lépreux, le faisait du moins vivre plus longtemps (7). En un mot, de quelque côté qu'on l'envisage, l'existence de l'infortuné ladre était un enfer anticipé (8). S'il n'eût pas été consolé par la

(1) Concile de Latran en 1179 *(Sacro-Sancla Concilia*, t. X, col. 1529).

(2) *Acta Sanctorum:* voir l'*Index moralis* des divers vol. aux mots : *Lepra* et *Leprosus.*

(3) Francisque Michel : *Théâtre français du Moyen-Age : Le miracle de Notre-Dame.*

(4) *Index moralis* aux mots *Aeger, Elephantinus morbus, Lepra, Leprosus, Sanationes, etc.*

(5) Ducange, V° *Miselli.*

(6) Didron, *Annal. d'Archéol.*, T. XXII, p. 52. — *Bulletin de la Soc. lit. de Strasbourg*, t. II, p. 177, etc.

(7) Amb. Paré, L. XX, ch. 13.

(8) Un auteur est allé jusqu'à dire que les deux sexes étant confondus dans les léproseries, il s'y passait des excès effroyables de luxure, qui en faisaient

religion, soutenu par la foi, qui lui montraient le ciel pour récompense de son martyre (1), il n'aurait plus eu qu'à mourir de désespoir, sinon de ses propres mains. Heureux encore, lorsqu'il ne périssait pas dans d'effroyables tourments, victime de la fureur populaire, ou d'une justice aveugle et impitoyable, ainsi qu'il arriva en 1321, où tant de lépreux furent brûlés vifs sous prétexte d'un prétendu complot tendant à l'empoisonnement des puits et des fontaines, de complicité avec les Juifs, le roi de Grenade et le sultan de Tunis, afin de faire mourir tous les chrétiens, ou tout au moins de les rendre tous lépreux (2) !

II.

Le tableau qui précède n'a pas été chargé, noirci à dessein ; il n'est que le résumé de tout ce qui a été écrit sur les lépreux d'autrefois, et je ne nie pas qu'il ait pu être vrai, du XIIe au XIVe siècle, alors que la terrible maladie sévissait dans toute sa fureur et que ses victimes étaient si nombreuses, qu'il n'y avait pour ainsi dire pas un hameau qui n'eût une léproserie, quelquefois même deux, comme celui de la *Maladrerie près Caen*, par exemple, qui possédait, l'une auprès de l'autre, la léproserie de Notre-Dame de Beaulieu, ou « Grande-Maladrerie », qui, en principe, ne devait recevoir que des habitants du Bourg-le-Roi, bien qu'il y eût des exceptions en vertu de donations spéciales, et la « Petite-Maladrerie de Sainte-Trinité-du-Nombril-Dieu » pour les

---

des repaires maudits de Dieu et des hommes. — Dumont : *Justice crim. de duchés de Lor. et de Bar*, I, 256.

(1) On sait, par exemple, que l'Ordre militaire et hospitalier de Saint-Lazare de Jérusalem, fondé en 1119, était spécialement consacré au service des lépreux, et que c'est parmi eux qu'il choisissait son grand-maître.

Les *Actes des Saints* sont remplis de traits admirables de la charité chrétienne à l'égard des lépreux.

(2) Si nos chroniqueurs et la plupart de nos anciens historiens ajoutent foi à cette vieille accusation contre les lépreux et les Juifs du XIVe siècle, il y a lieu de s'étonner de la voir reproduite, avec un grand luxe de pièces à l'appui, par M. Édouard Drumont dans sa *France juive*, (II, 185). Rien que le style de la prétendue lettre des souverains de Grenade et de Tunis suffirait à lui seul pour prouver qu'on a affaire à des faussaires qui ignorent les formules et le protocole dont ne manquaient jamais d'user les princes musulmans de cette époque.

paroissiens du Bourg-l'Abbé, c'est-à-dire de Saint-Ouen et de Saint-Nicolas et aussi pour ceux de Saint-Germain-la-Blanche-Herbe et de Venoix (1). Mais, à partir du XVᵉ siècle, la lèpre devenant de plus en plus rare, peu à peu les léproseries se dépeuplèrent, et, dans les deux siècles suivants, le petit nombre de leurs hôtes eurent un sort qui différait, du tout au tout, de celui de leurs devanciers. Je ne parle pas des souffrances physiques — elles sont de tous les temps et de tous les lieux pour les vrais lépreux — mais des privations de droits, des incapacités légales qui, toujours maintenues, sinon aggravées, en droit, en théorie, étaient tombées en désuétude, ou éludées du consentement du moins tacite des autorités chargées de les faire observer. Par exemple, la *Coutume de Normandie,* après sa réforme de 1583, renouvellera, dans son article 274, l'exhérédation du lépreux, et ne lui laissera que le simple usufruit de ses biens : la déclaration royale du 24 octobre 1612 lui défendra d'une manière absolue de se marier, avec menace de privation du temporel au prêtre qui serait assez osé pour procéder à la célébration d'un tel mariage : finalement, presque au tiers du XVIIᵉ siècle, en

(1) On répète journellement d'après Du Cange (Vᵒ *Leprosaria*), que Matthieu Paris évaluait le nombre des léproseries de son temps, à 19,000 pour toute la chrétienté. Mais cet historien dit seulement que les *Hospitaliers,* c'est-à dire les chevaliers de Saint-Jean de Jérusalem, possédaient 19,000 *Manoirs* par opposition aux *Templiers* qui n'en avaient que 9,000 (Mat. Paris, *Ad an. 1244*). Toutefois, le nombre de 19.000 léproseries au XIIIᵉ siècle ne semble pas exagéré, si on se souvient que Louis VIII légua 10,000 liv. à 2,000 léproseries (*Ord.*, t. XI, p. 323), en juin 1225, où la France comprenait à peine la moitié de son territoire actuel, et Saint-Louis, en février 1270, 2,000 liv. aux 800 léproseries « les plus pauvres », car tel paraît être le véritable sens du texte (*Acta sanct.*, mois d'août, t. V, p. 500) ; enfin, l'on a pu, rien que pour l'ancienne province de Normandie, relever les noms de plus de 300 asiles de lépreux (Léchaudé-d'Anisy, *Mém. des Ant. de Norm.,* t. XVII ;— Renault, *ib.,* t. XXVIII ;—Pillet, *Lépros. de l'arrond. de Bayeux.— Arch. du Calv.,* série H suppl., t. I. — *Etat général des unions des malad. aux hôpitaux,* de 1694 à 1705, in-4°, Paris, Thierry, etc. etc.).

C'est également à tort que la plupart des auteurs ne font remonter l'apparition de la lèpre en France qu'à l'époque des Croisades. Elle y était depuis plusieurs siècles déjà, lorsque le retour des croisés vint en effet lui donner un immense développement. *Mém. de la Soc. de l'H. de Fr.,* t. III, p. 126-190.

Ajoutons qu'au Moyen-Age, presque toutes les maladies chroniques de la peau étaient confondues avec la lèpre.

l'an 1627, Mgr d'Angennes, évêque de Bayeux, publiera un *Rituel* diocésain, contenant encore la « manière de séparer les lépreux « d'avec le peuple », où seront reproduits, d'abord, un office spécial, dont l'Épître et l'Évangile racontent les guérisons miraculeuses du chef syrien Naaman par Élysée (*Rois*, IV, 5), et celle des dix lépreux de la Palestine par Jésus-Christ (Luc, XVII, 12); puis, toutes les anciennes défenses; enfin, l'exhortation accoutumée à la patience et à la résignation. Mais, à ces trois dates, presque plus rien de tout cela n'était observé à la lettre, à en juger d'après les ladres reçus à Beaulieu depuis le milieu du XVIe siècle jusqu'au milieu du XVIIe. ou, pour mieux préciser, pendant les cent-dix années qui se sont écoulées de 1554 à 1664 où mourut le dernier d'entre eux (1).

C'est ce que je me propose de démontrer à l'aide de documents entièrements inédits, tirés :

1° Des *cartons* (en forme de registres) de la mairie de Caen, au nombre de 104, complètement analysés par M. Gustave Dupont, en six gros volumes in-4°, avec des tables qui facilitent beaucoup les recherches des travailleurs :

2° Des Archives hospitalières de la même ville, déposés à l'hôpital Saint-Louis, dont M. Bénet, archiviste du Calvados, a bien voulu m'aider à lire certains textes des plus difficiles, surtout à cause des abréviations ;

3° D'un manuscrit in-f°, contenant des sentences, délibérations et procès-verbaux relatifs à Beaulieu, intitulé primitivement « Registre de la Léproserie », malheureusement incomplet et non folioté, qui m'a été fort obligeamment communiqué par M. le comte Amédée de Bourmont ;

4° De diverses pièces manuscrites faisant partie de la « collection Mancel », à l'Hôtel-de-Ville de Caen ;

5° Enfin, des « Registres du Conseil secret du Parlement de Normandie » dont une copie existe à la Bibliothèque de Caen, en 29 vol in-f° (n° 50 du Catal.) (2).

---

(1) Près de 20 ans après, en 1680, l'hôpital de Villers-Bocage donnait encore à une « pauvre fille lépreuse », nommée Perine de Tracy, une somme de 8 s. par mois. — *Invent. des Arch. hosp.*, E. 6, dressé par M. Bénet, qui m'a signalé ce document non encore publié.

(2) L'abbé de La Rue, dans ses *Essais* et dans ses *Notes* sur Huet, cite un cartulaire latin de Beaulieu (*Chartularium de Bello-Loco*) qui ne se

III.

L'arrêt des *Grands Jours de Bayeux*, rendu le 30 décembre 1540 ,
« sur le fait », entre autres, « des fondations , administration et
forme de régime des églises, abbayes, prieurés, hôpiteaux et léproseries du bailliage de Caen » (1), nous apprend qu'à cette date il
n'y avait plus à Beaulieu que quatre malades, dont il porta la pension individuelle de 12 deniers à 18 par jour, mais sans faire connaître ni leurs noms, ni leurs qualités.

Dans ses notes manuscrites pour une 3° édition des *Origines de
Caen* par Daniel Huet, l'abbé de La Rue dit qu'un registre du bailliage de cette ville mentionne, en l'année 1554, un nommé Vincent
Leroy sous la qualification de « ladre de Beaulieu » (2). Il y a là
une faute de lecture : le registre en question, déposé aux *Archives
du Calvados* et non encore inventorié, parle d'un Vincent *Lecoq*
comme ayant, avec l'assistance de « Guillaume Leroux, son serviteur », obtenu « défaut » contre un certain « Jehan Levariquoys »,
aux Assises de Caen, le 7 mai 1554. Du reste, j'aurai tout à l'heure
à revenir sur ce Lecoq et sur sa famille.

Le premier lépreux de la Grande Maladrerie dont j'ai rencontré
le nom dans les « cartons » de l'hôtel de ville (3), est un appelé

trouve plus dans les archives ni municipales, ni hospitalières, ni départe-
mentales.

(1) *Archives hospitalières de Caen, passim.—Arch. munic. , Matrologe*,
t. I, f° 177-183.

D'après l'Ordonnance dite de Blois, donnée à Paris , en mai 1559, les
Grands-Jours devaient se tenir tous les ans (art. 206). On connaît ceux de
Bretagne, supprimés par édit de Henri II, au mois de mars 1553 (Isambert, t. XIII, p. 561) ;—ceux d'Évreux, de 1540 (*Coll. Mancel*, n° 74 et 103,
de l'anc. cat.) ; — ceux de Troyes, du XIVᵉ siècle ; — ceux de Poitiers, du
Velay et du Languedoc, et surtout ceux de Clermont dont Fléchier s'est
fait l'éloquent historien. Les États de Norm. en réclamèrent le rétablissement en 1595, 1617 et 1618, sans pouvoir les obtenir (Ch. de Beaurepaire,
Cah. des États de Norm., t. I, p. 79, 162, 188).

(2) *Collection Mancel*, n° 113 des Mss. — *Biblioth. de Caen*, n° 104 des
Mss.

(3) *Cart. 2, f° 108, v°.*

Nicolas Godey, auquel le bureau des échevins, par délibération du 27 mai 1563, accorde la somme de 7 l. 10 s. pour sa nourriture jusqu'au mois d'août, « attendu la nécessité et cherté du temps. » Il mourut au mois de février suivant, laissant une veuve et quatre enfants en bas âge, auxquels fut alloué « comme d'aumône », un secours de 8 l. le 22 juillet 1564. Dans sa requête, qui est du 10 juin, Simonne Godey invoque sa pauvreté, la perte de la vue par suite de sa « demeurance à Beaulieu pour rendre ses devoirs de vraie femme envers son mari » , et l'absence totale de malades à la léproserie (1).

Il résulte de cette dernière assertion, que Vincent Lecoq, pour une raison ou pour une autre, avait dû quitter la maison à une certaine époque.

Mais cet état de choses ne dura pas longtemps, puisque le 25 mai 1566 (2), lui et un nommé Geoffroy Douesnel, reçurent chacun un boisseau de blé, toujours « attendu la cherté du temps », et à titre de pensionnaires de Beaulieu, sans qu'on sache d'ailleurs les dates de la rentrée de l'un et de l'admission de l'autre. Le premier, âgé d'environ 34 ans, était un manouvrier de la paroisse de Vaucelles ; il était marié, et avait plusieurs enfants. Quant au second, il m'a été impossible de découvrir son origine, son âge, sa position sociale, et son état civil.

Suivant toute apparence, Lecoq devint veuf en 1568, car il prit alors avec lui, et cela sans autorisation préalable, sa fille Michelle et ses trois fils Guillaume, Jean et Geoffroy (3). Naturellement cela déplut fort à l'autre malade qui, en sa qualité de co-usufruitier des terres et maisons de Beaulieu et à cause de plusieurs autres profits communs, voyait ses revenus notablement diminués par la présence de ces quatre intrus. Il s'en plaignit aux deux gardes ou administrateurs de la léproserie, qui, à leur tour, dénoncèrent le fait au bureau de l'hôtel de ville. Le 16 octobre, il fut arrêté que Douesnel recevrait 2 écus, sauf à « les rabattre sur ses gages », pour intenter un procès à l'usurpateur. Mais Lecoq sut y échapper, en éloignant momentanément ses fils et en obtenant que sa fille fût « rendue malade » , c'est-à-dire admise officiellement à la pension, sur la simple décision des échevins, sans l'intervention du prêtre, sans

(1) *Cart.* 3, fos 76, 86, 87. — *Cart.* 5, f° 78.
(2) *Ibid.*, f° 138.
(3) *Cart.* 8, f° 72.

aucune cérémonie religieuse. Il reçut, à titre de tuteur de sa fille mineure, une somme de six livres pour les meubles et ustensiles, sur les fonds de la léproserie (1), et bientôt après, le trésorier de Saint-Michel de · Vaucelles y ajouta 21 sous 6 deniers pour la part contributive de la paroisse à cet ameublement (2).

Le 22 décembre 1574, les deux anciens adversaires sollicitèrent des échevins la permission de poursuivre de concert et à leur commun profit, mais aussi à leurs risques et périls, le recouvrement d'arrérages de certaines rentes dues à la maison et perdues « par succession de temps ». Le bureau y consentit. Malheureusement l'opération ne fut pas fructueuse, et nonobstant, sur une nouvelle requête de leur part, il fut décidé que les frais seraient portés au compte des administrateurs (3).

Pendant plusieurs années, on n'entend plus parler d'eux. Mais, le 26 novembre 1580, voilà que la brouille éclate de nouveau, et Douesnel de se plaindre « d'avoir été battu à plusieurs reprises » par Lecoq et son fils Guillaume, qui était rentré, sans doute avec ses deux frères, à Beaulieu. Sur le rapport des administrateurs, les échevins prononcèrent la suspension des gages du père, avec menace de chasser le fils, son complice, en cas de récidive de leur part. Mais, cette fois encore, il y eut réconciliation entre les deux malades, et l'arrêté municipal fut mis à néant (4).

Au bout de quatre nouvelles années, une note mentionne le décès de Geoffroy Douesnel, pour « mémoire », afin que le « receveur soit déchargé de la pension », dont le défunt demandait quelquefois l'avance, « pour y avoir égard à la reddition de ses comptes » (5). Puis, le procès-verbal d'une « visitation » officielle des bâtiments' faite quelques mois après par les autorités de la ville, nous apprend qu'on n'a pu « entrer dans le logement dud. défunt, à cause que Vincent Lecoq dit qu'il l'a baillée à ferme à un homme qui en a la clef, et aussi alors même que la porte eût été ouverte, on n'y eût osé

---

(1) *Cart.* 8, fᵒ 75, vᵒ ; 10 octobre 1568.

(2) *Arch. du Calv.*, G. ; parois. de Vaucelles ; 15 novembre 1568 (Pièce communiquée par M. Bénet).

(3) *Cart.* 13, fᵒ 70. — *Cart.* 14, fᵒ 22.

(4) *Cart.* 20, fᵒ 143. — *Cart.* 21, fᵒ 2.

(5) *Cart.* 13, fᵒ 13. — *Reg. de la Lépr.* de Beaul., 2 nov. 1584.

entrer, à cause que ledit Douesnel y est mort de peste » (1). C'est qu'au XVIᵉ siècle, la peste ou contagion, comme on appelait toute épidémie plus ou moins meurtrière, faisait de fréquentes apparitions à Caen et inspirait beaucoup plus de crainte que la lèpre, au point de faire « fuir les bourgeois aux champs », d'interrompre toutes les affaires et de suspendre le cours de la justice, comme il arriva précisément cette année-là (1585), où il y eut des milliers de victimes (2), dont « les neuf dixièmes peut-être moururent de peur », si l'on doit prendre à la lettre l'apologue oriental bien connu de la « Peste rendant ses comptes à un habitant de Smyrne. »

Quoi qu'il en soit, cette main-mise de Lecoq sur les deux maisons de son ancien compagnon attira l'attention des échevins, qui le firent comparaître au bureau de la ville et lui déclarèrent qu'il n'était pas juste que lui et sa fille eussent la jouissance de l'enclos, terres labourables, maisons et autres édifices. Ils lui proposèrent donc de leur laisser une demeure « commode », avec les petits jardins en dépendant et de porter leur pension individuelle de 45 sous par mois à 1 écu 26 sous 8 deniers, soit au double à peu près de ce qu'elle était auparavant, moyennant quoi le reste des terres et des maisons serait loué au profit de la léproserie et les loyers employés aux réparations à faire « en bien grand nombre. » Un arrêté fut même pris en ce sens (3). Mais, environ six mois après, le Sʳ Champion, l'un des administrateurs de Beaulieu, représenta au bureau que mieux vaudrait laisser aux deux malades la jouissance du clos tout entier (4), à la condition toutefois d'en entretenir à leurs frais les murs de clôture, qui entraînaient de grandes dépenses, tandis que si on leur ôtait leur usufruit, « ils n'auraient plus d'intérêt d'y prendre garde et qu'il en adviendrait encore de plus grandes ruines. » Lecoq, appelé de nouveau à l'Hôtel-Dieu, fit « quelques complaintes et remontrances de la cherté qui était de présent », et prétendit que « sans quelque peu de blé que sa fille et lui faisaient

(1) *Reg. de la Lépr. de B.*, 26 mars 1585.

(2) *Cart.* 25, fᵒˢ 44, 59, 148, etc.

(3) *Reg. de la Lépr. de B.*, 30 mars 1585.

(4) D'après un plan du hameau de la Maladrerie et Nombril-Dieu, dressé en 1666 et inséré au t. XVII des *Mém. des Antiq. de Normandie*, le parc, enclos ou clos de Beaulieu, fermé de murailles tout à l'entour, contenait 12 acres environ, tant en maisons, cour et jardins qu'en terres labourables. Au-dessus de la porte d'entrée était le logis du curé, avec une grange. Au

dans l'enclos, ils seraient contraints d'aller mendier parmi le peuple. » Le corps municipal n'en persista pas moins à leur imposer un arrangement conforme à la proposition de l'administrateur et en vertu duquel ils conserveraient tous les deux la jouissance de l'enclos, mais à charge d'en entretenir les murailles en bon état, de « quitter » leurs pensions, même tous les autres droits qui « avaient accoutumé leur être payés à certaines fêtes (1). »

Bien qu'il eût apposé son « merc » au bas du procès-verbal de cet accord ou traité, Lecoq ne tarda pas à adresser aux maire et échevins une supplique dans laquelle il y expose « qu'en outre de sa fille Michelle, reçue dès longtemps au nombre des malades, il a été contraint de retirer avec lui ses deux fils Jean et Geoffroy, s'étant déjà apparu extérieurement le mal dont ils sont entachés, et qu'il les nourrit avec grande difficulté. » A ces causes, il « requiert en charité et pour l'honneur de Dieu, qu'il leur plaise de continuer à lui et à sa fille leurs droits et pensions accoutumés, avec l'entière jouissance dudit enclos ; sinon, il sera contraint de leur présenter ses fils pour être vus, visités et éprouvés et, comme entachés par la maladie de lèpre, être rendus en icelle maison, pour avoir leurs pensions et autres droits. »

Cette menace produisit l'effet qu'en attendait son auteur ; les échevins, par un second traité passé avec lui, le maintinrent, ainsi que sa fille, dans leurs droits, pensions et jouissance, à la seule charge de l'entretien des murailles et du remplacement de la porte « des champs », tombée en ruine faute de « vantailles », par une maçonnerie en « pierres sèches », sauf à les ôter le jour de la foire Saint-

centre, diverses constructions formaient un carré oblong, avec une cour intérieure dont le milieu était occupé par le puits, la partie nord par la chapelle, le bas par un bâtiment composé d'une salle, d'un grenier, d'une étable et d'une grange, les intervalles par plusieurs jardins plantés d'arbres ; enfin, au pourtour, s'élevaient 12 de ces chambres ou cellules dont parlera, cent ans après, l'antiquaire Ducarel. En dehors du carré se trouvaient la mare, le cimetière et le colombier, à droite vers Caen. Entre la porte d'entrée et la porte de la cour étaient trois vergées de terres labourables dépendant du bénéfice du curé ; le reste des terres qui s'étendaient entre les murs extérieurs du clos constituait l'usufruit commun des malades. — Voyez la bannie de 1713, qui se trouve aux *Archives hosp.*, et qui donne la description du clos.

(1) *Reg. de la Lép. de B.*, 12 octobre 1585.

Simon et Saint-Jude ou « foire aux malades », qui se tenait, de temps immémorial, dans l'enclos, de même qu'elle se tient encore aujourd'hui sous les murs de la maison centrale de Beaulieu ; car c'était l'habitude d'agir avec cette économie mal entendue à l'égard de tous les édifices ; la chapelle n'avait que des couvertures « volantes », en tuile (1), que les grands vents ne manquaient jamais d'enlever ; les vitres étaient remplacés par de la toile (2); la maçonnerie du puits était en ruine complète, ainsi que celle du colombier, avant qu'on songeât à les réparer, ce qui obligea plus tard à les reconstruire de fond en comble.

Il est à remarquer que la supplique ci-dessus ne fait aucune allusion à Guillaume Lecoq. Était-il mort, ou avait-il quitté la léproserie pour se marier ? C'est ce que je n'ai pu découvrir dans nos textes, qui désormais seront également muets sur le compte de son frère Jean, tandis que nous retrouverons, quinze ans plus tard, le plus jeune des trois, Geoffroy, reçu à son tour pensionnaire avec son père et sa sœur.

Mais, dans l'intervalle, il se passa divers événements qu'il convient d'abord de faire connaître.

(1) *Reg. de la Lép. de B.*, 21 décembre 1585, et années 1588, 1591, 1594, 1597, etc., etc.

(2) Cette chapelle ou plutôt cette église, qui datait de la création même de la léproserie, c'est-à-dire du milieu du XIIe siècle, est qualifiée de *beau temple* par M. de Bras (*Rech. et antiq. de Caen*, p. 33). Elle avait environ 150 pieds de longueur, dont 70 pour le chœur et 80 pour la nef, sur 50 pieds de largeur avec ses bas-côtés. A l'époque dont nous nous occupons, le chœur était entretenu tant bien que mal pour servir au culte ; mais la nef était découverte et ses bas-côtés en partie détruits. Celle-ci fut appropriée à l'usage de *Dépôt de Mendicité*, en 1768, le chœur continuant à être consacré aux offices religieux, qui s'y célébraient les dimanches et jours de fêtes, et auxquels les renfermés pouvaient assister au moyen de deux ouvertures ménagées sur le pignon qui séparait les deux parties de l'église. — *Arch. du Calv.*, C. 644 et 650. — H^{te} Cusson, *Rech. sur les départements*, dans l'*Ann. du Calv.* de 1855, p. 450.

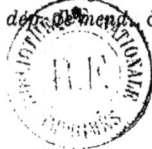

IV.

Une première fois, en mars 1584, les Lecoq faillirent avoir un nouveau compagnon à Beaulieu, dans la personne d'un mendiant, nommé Queudeville, qui « passait pour ladre ». Comme il « mendiait sur le pont Saint-Jacques et autres lieux de la ville », les juges « politiques » ou juges de la police s'en émurent et enjoignirent à Jean Le Petit, l'un des administrateurs de la léproserie, d'avoir au plus tôt à le « resserrer ». Il en fut immédiatement référé aux échevins et l'un d'eux fut chargé de faire visiter « ledit personnage », par l'official de l'évêque, « pour, ce fait, être pourvu en tout ce qu'il appartiendrait ». Par bonheur, il fut constaté que Queudeville, « soi disant demeurer » sur la paroisse Saint-Sauveur de Caen, était natif du village de Saint-Manvieu. En conséquence, il fut arrêté que s'il était trouvé lépreux par l'official, il serait, « après les solennités préalablement sur ce gardées, envoyé à la Maladrerie de Saint-Manvieu, d'où il était natif (1) ». En effet, celle de Beaulieu ne devait recevoir que les lépreux originaires de Caen ou de sa banlieue, tels que l'étaient Vincent Lecoq et ses enfants, qui continuèrent à y rester seuls.

Cependant il arriva cinq ans plus tard que les échevins eurent à tolérer une exception à ce principe. Un nommé Pierre Coste, du Languedoc, soldat en garnison au château de Caen, sous les ordres de M. de La Vérune, leur adressa, le 6 octobre 1590, une supplique portant qu' « il y a environ deux ans, la contagion de la lèpre apparaissant bien fort extérieurement en lui, il a été contraint de s'enfuir de la compagnie des autres soldats. Néanmoins M. de La Vérune l'a nourri et entretenu en chambre à part au château, espérant qu'il reviendrait en quelque vigueur pour s'en retourner à son pays, ce qui lui serait tout-à-fait impossible à présent ». Il demande donc aux maire et échevins « de le faire recevoir en la léproserie de Beaulieu, qui est de leur fondation et en leur disposition, et de lui donner quelque petit lieu pour sa demeure et la

(1) *Cart.* 25, fos 4, 5 et 6.

pension accoutumée, ainsi qu'aux autres malades qui y sont rendus (1). »

Au bas de la supplique, le bureau répondit: « Il en sera conféré avec « M. de la Vérune ; même le suppliant sera visité par les médecins « et chirurgiens. » Cette visite fut faite, le 10 octobre, par Étienne Onfroy, docteur régent en la Faculté de Médecine et Université de Caen ; Étienne de Billy et Guillaume Hullin, maîtres chirurgiens ès ville, bailliage et Université de ladite ville.

Voici les passages essentiels de leur curieux certificat : « Nous, etc., « certifions et attestons que ce mercredi, etc., nous avons vu et « curieusement visité la personne de Pierre Coste, … lequel nous « avons trouvé en une tour, sequestré et séparé de la compagnie « des autres soldats, et ce à cause d'une maladie, laquelle nous « avons jugée et jugeons éléphantique (2), vulgairement appelée « lèpre, ce que nous avons certainement reconnu par les signes pa- « thognomiques et indubitables de cette maladie, comme grande « défédation de tout le cuir, signamment (3) de la face, corruption « et pourriture des cartillages du nez, rondeur d'œils, chûte d'on- « gles et cheveux, ulcères caccoethes (sic) et malins en diverses « parties de son corps, avec une soif inextinguible. A raison de « laquelle maladie, nous avons censé ..... très convenable qu'il « soit mis hors de la garnison dud. château, de peur d'infecter les « autres soldats de la contagion. »

Il résulte de ce document, que les visiteurs de Coste ne relevè- rent guère sur lui qu'une demi-douzaine de signes de ladrerie, presque tous placés à la tête, tandis que leur célèbre confrère et contemporain, Ambroise Paré (4), en distinguait plus de trente, dont le quart démontrant « une simple prédisposition à la ma- ladie », et le reste indiquant « une lèpre déjà confirmée » ; les uns

(1) *Reg. de la Lép. de B.*, 6 octobre 1590.

(2) Les médecins grecs avaient donné le nom d'*elephansiasis* à la lèpre des Hébreux, qui fut aussi celle du moyen-âge, tandis que les médecins arabes appelaient *elephantiasis* une maladie toute différente, rendant les jambes des malades semblables à celles de l'éléphant, mais non contagieuse. Henri Leloir : *Traité pratique de la lèpre.* — Ernest Besnier : *Étude sur la lèpre.* — Ernest Godard : *Égypte et Palestine.* — *Revue Scient.* des der- nières années, *passim.*

(3) Vieux mot synonyme de *notamment.*

(4) *Œuvres*, édition Malgaigne, liv. XI, ch. IX et X. Voir également *Guy de Chauliac, signa et indicia*, f° 50.

appelés « équivoques », c'est-à-dire communs à diverses maladies, les autres « univoques » ou véritablement caractéristiques de « lèpre confirmée. » Aussi, ne se bornait-il pas à inspecter minutieusement le sujet, depuis la tête jusqu'aux extrémités du corps, il examinait encore son haleine, son urine et son sang ; il lui piquait le gros tendon du talon avec une forte et longue épingle ou aiguille, pour s'assurer s'il n'en ressentait rien ; de plus, il s'enquérait de sa famille, de ses antécédents et de ses habitudes, pour savoir si la lèpre était héréditaire ou non ; enfin, il lui demandait s'il n'éprouvait pas des rêves épouvantables, de diables, serpents, « sépulcres, corps morts », etc., « s'il ne brûlait pas du désir de dame Vénus », etc., etc,

Mais quoi ! M. le gouverneur du château, qui était aussi bailli et maire de la ville, désirait fort se débarrasser de son soldat, et nos praticiens ne jugèrent pas à propos de recourir à toutes les « épreuves », suivant l'expression consacrée, pour se former une conviction sur l'état de Coste. De leur côté, les échevins ne pouvaient guère, dans la circonstance, opposer une fin de non-recevoir, comme ils l'avaient fait pour Queudeville en 1584. Néanmoins, pour l'honneur du principe, dans la conférence qu'ils eurent, le 13 octobre, avec M. de la Vérune, ils lui « remontrèrent que la léproserie (1) de la ville étant de la fondation des bourgeois et habitants d'icelle, il n'était accoutumé d'y recevoir aucun malade, sinon qu'il soit natif de lad. ville (2). »

(1) Le mot est écrit tantôt *léprozairie*, tantôt *léprosarie*, et même *prosarie* tout court, dans les anciens textes.

(2) En réalité, Beaulieu avait été fondé par Henri II, roi d'Angleterre et duc de Normandie, en l'an 1161 (Robert de Torigni, abbé du Mont Saint-Michel, édit. de L. Delisle,I, p. 331) ; mais les échevins parvinrent à s'en faire reconnaître comme patrons-fondateurs par des ordonnances royales et des arrêts du Conseil, malgré quelques dépossessions temporaires, dont la plus longue fut celle qui fut prononcée au profit de *l'ordre de Saint-Lazare de Jérusalem et du Mont-Carmel* (1672 à 1693). — Quant au prétendu patronage de l'abbaye de Troarn sur notre léproserie, dont parlent l'abbé de La Rue (*Essais hist. sur la ville de Caen*, t. II, p. 495), Léchaudé d'Anisy (dans les *Mém. de la Soc. des Ant. de N.*, t. VIII, p. 249), Hippeau (t. 21, *ibid.*, *Hist. de l'abbaye de St-Étienne*, p. 425), ces auteurs ont confondu l'église de N.-D. de Beaulieu près Bény-Bocage, arrondissement de Vire, avec la chapelle de N.-D. de Beaulieu près Caen. — *Les Olim*, t. I, p. 259 ; *Mém. des Ant. de N.*, t. XV, p. 207.

Mais M. le Gouverneur dit « qu'il était très nécessaire de vider le suppliant hors du château, parce que les autres soldats en murmurent et aucuns s'en ont voulu retirer à cette occasion, chose qui préjudicierait au service du Roy ; et de le jeter dehors sans pourvoir à sa nécessité, ce ne serait chose raisonnable ; et lui semblait que, sans tirer à conséquence, il serait bon de lui donner la pension accoutumée en lad. léproserie, comme à l'un des autres malades. »

C'est ce qui eut lieu : seulement le procès-verbal d'admission a soin de spécifier en termes exprès que c'est « sans tirer à conséquence, ni préjudicier à la fondation de la léproserie, par forme d'aumône, sous espoir que le suppliant pourra recouvrer vigueur et force suffisante pour se rendre en son pays. » Puis ordre fut donné de réparer la couverture de l'habitation où il venait d'entrer. Du reste, pas plus pour lui que pour la fille Lecoq, l'autorité ecclésiastique n'intervint. Mais à peine quatre mois et demi s'étaient-ils écoulés, que le bureau de l'hôtel-commun leur fit signifier à tous les deux, ainsi qu'à Geoffroy Lecoq, qui pourtant n'était pas encore reçu à la pension, un mandement portant « inhibition et défense de soi marier (1). » On verra plus loin que cela n'empêcha pas celui-ci d'épouser une femme qui lui donna plusieurs enfants, et d'avoir un neveu, appelé Michel Lecoq, sans qu'il m'ait été possible de savoir à quelle date se place son mariage, ni de qui ce neveu était issu, Vincent ayant eu trois fils et une fille. Quant au pauvre soldat, il est peu probable qu'il ait eu des velléités de mariage dans l'état où il se trouvait. En tout cas, il dut succomber à son mal dès l'année de son entrée à la léproserie, sans avoir pu revoir le soleil du Midi, car son nom ne figure plus dans les comptes postérieurs, et la famille Lecoq demeura de nouveau usufruitière de l'enclos, sauf, bien entendu, les maisons et jardins formant le bénéfice du curé et le logement du serviteur des malades. Mais bientôt elle allait être menacée d'en perdre la plus grande partie, pour faire place aux pestiférés de la ville.

V

Depuis l'arrêt des grands jours de Bayeux, les personnes infectées de peste étaient placées dans une salle basse de l'Hôtel-Dieu,

(1) *Carl.* 30, f 28 v', 2 mars 1591.

nommée la « Courtine » (1), lorsqu'en 1563 (2), le bureau de la ville arrêta qu'une commission de trois membres se rendrait à la Maladrerie pour examiner si l'on ne pourrait les y retirer, mais ce projet n'eut pas de suite, et il fut décidé, l'année suivante (3), qu'on les placerait dans la salle « Millon » du même établissement. En outre, il avait été fait un règlement de police aux termes duquel les « pauvres » atteints de la peste devaient y être immédiatement transférés et visités par « scientifiques personnes », et ceux qui avaient « du bien » pourraient s'y faire soigner à leurs frais ; les maisons et boutiques des bourgeois et notables personnes qui seraient « inconvénientées », devaient être closes et marquées par les fossoyeurs d'une croix blanche ; avec défense : aux maîtres et domestiques d'en sortir qu'en « portant une verge blanche en pleines mains et apertement » : aux habitants, d'avoir connins, pigeons, et autres bêtes ou oiseaux ; aux regrattiers, peuffiers, fruitiers et fromagers, de vendre ou exposer aucuns linges, langes, fruits, fromages et autres semblables choses pouvant causer danger, à peine de punition corporelle ; avec ordres à tous de purger et nettoyer leurs maisons (4), etc., etc. Cette ordonnance fut renouvelée, avec diverses prescriptions relatives au balayage des rues par les habitants devant leur porte et à l'enlèvement des ordures et immondices par des charretiers, en attendant l'issue du procès contre les habitants de Couvrechef chargés de cet enlèvement ; enfin au transport des pauvres pestiférés sous des tentes dressées près de l'Hôtel-Dieu, dans la prairie de Vaucelles (5). De plus, il fut ordonné que tout ce qui concernait la santé serait remis aux juges de police, assistés de deux délégués de chaque paroisse (6).

Malgré les ravages causés par l'épidémie, de 1584 à 1588 (7), le

(1) *Col. Mancel*, n⁰ˢ 213 et 1059 de l'ancien catal. — *Cart.* 1, fᵒˢ 86 et 90. — *Matrol. de la ville*, fᵒˢ 177 à 183.

(2) *Cart.* 4, fᵒ 128 vᵒ.

(3) *Cart.* 3, fᵒ 102.

(4) *Cart.* 3, fᵒ 149, 4 novembre 1563.

(5) *Cart.* 23, fᵒ 107, 31 janvier 1583.

(6) *Cart.* 24, fᵒ 45, 1ᵉʳ mai 1583.

(7) *Cart.*, 25, fᵒˢ 8, 59 et 67, 17 mars, 1ᵉʳ juin et 9 juin 1584. *Ibid.*, fᵒ 148, 31 octobre 1584.

Cart. 26 fᵒˢ 52 et 65, 16 avril et 4 mai 1585.

Cart. 27, fᵒ 47 vᵒ, 22 novembre 1586.

Ibid. fᵒ 117, 14 juillet 1587.

Cart. 28, fᵒ 127, 6 novembre 1588

« lieu de santé » était toujours placé dans les dépendances de l'Hôtel-Dieu, lorsque vers la fin de cette dernière année, il fut question d'édifier quelques autres maisons pour les malades de la contagion. Il fut même décidé que deux échevins se rendraient à Beaulieu avec les deux administrateurs et un maître charpentier pour examiner les « matéreaux »... (sic) qui s'y trouvaient et l' « allou qui serait trouvé bon être fait (1). » Cependant ce nouveau projet n'aboutit pas plus que le précédent, et peut-être n'aurait-on plus songé à mettre des pestiférés à la léproserie, si le Parlement de Normandie, qui était établi à Rouen depuis le règne de Louis XII, n'avait été transféré à Caen, suivant lettres patentes signées à Blois au mois de février 1589, le roi Henri III voulant ainsi punir les Rouennais de leur adhésion à « Ligue » ou « Sainte-Union des Catholiques », et récompenser au contraire les Caennais de leur fidélité à la cause royale (2). Sous l'influence de l'ardent Claude Groulard, son premier président, la Cour ne tarda pas, surtout après l'avènement du roi Henri IV (2 août), à avoir maille à partir avec les diverses autorités de sa nouvelle résidence, qu'elle accusait volontiers d'hostilité ou de tiédeur : clergé régulier et séculier, université et collèges, juridictions financières, gouverneur du château, échevins de la ville, etc.

Comme la peste venait de reparaître à Caen, l'occasion lui parut bonne de s'immiscer à l'administration municipale. Elle manda les sieurs Vauquelin et Blondel, lieutenants général et particulier du bailli, en affectant de les appeler « les subtituts du procureur du roi en les enquêtes », et après les avoir « incrépés sur leurs négligences de pourvoir à la police », elle leur ordonna « expressément de tenir la dite police exactement » et leur déclara « qu'un de MM. les conseillers y assisterait » (3), tandis qu'en fait elle y délégua trois de ses membres, dont un président, en s'autorisant de l'édit d'Amboise de 1572 (4). En outre, elle prescrivit d'élire « quatre bourgeois ou personnes honorables ne faisant pas trafic de marchandises, comme juges de la police et six autres comme intendants pour les divers quartiers ». Ce qui fut fait, non sans difficulté toutefois (5). Puis

(1) *Cart.* 28, f° 160, 1° février 1589.
(2) *Reg. secr.*, t. XII, f° 106.
(3) *Reg. secr.*, t. XII, f° 187 v', 17 août 1589.
(4) *Ibid.*, t. XIII, f° 148, 9 juil. 1590, etc.
(5) *Cart.* 29, f° 101 à 111, 4 et 5 avril 1590.
Reg. secr., t. XIII, f° 35 et 48, 6 avril et 2 mai 1590.

elle appela l'avocat du roi, Grég. de la Serre, et lui donna l'ordre
« d'assigner l'administrateur de la Maladrerie et autres que besoin
sera pour rendre compte du revenu », afin d'avoir « deniers »
pour l'achat de douze brouettes destinées à l'enlèvement des immondices et le salaire des brouettiers. Sur le refus des échevins
d'accorder de l'argent, elle décida qu'il serait prélevé à cet effet une
somme de 200 l. sur les amendes de police, tout en s'en prenant aux
juges de police de l'inexécution de ses arrèts et ordonnances, et les
menaçant « de procéder à l'encontre d'eux pour leurs négligences
par amendes et autres peines en leurs propres et privés noms (1). »
Quand, un peu plus tard, des maladies contagieuses se furent dé-
clarées à la Conciergerie, elle n'hésita pas à obliger les trésoriers de
France à acheter une maison pour « y mettre et transmuer les pri-
sonniers à leurs périls, dangers et fortune (2). » Mais tout le monde
n'était pas de si facile accommodement, et la Cour s'en aperçut bien
lorsqu'elle voulut que la « tuerie des bètes » se fît hors de la ville,
que les chapelains de Saint-Pierre abaissassent leur moulin qui,
empêchait le cours des fontaines, 'qu'on marquât toutes les maisons
infectées de peste, que personne n'achetàt hardes ou marchandises
sans permission de justice, etc. (3).

Environ un an après, une « contagion de flux de sang » ayant
éclaté au faubourg de Vaucelles et s'étant bientôt étendue sur une
cinquantaine de maisons de la ville, le Parlement chargea ceux de
ses membres qui siégeaient à la police de faire venir les échevins
pour « aviser d'un lieu de santé », et manda le lieutenant Blondel,
l'avocat du roi de la Serre, le médecin de 'Cahaignes ; il mit encore en avant la Maladrerie comme semblant propre à cet usage
bien qu'elle manquât d'eau ; mais les échevins persistèrent à indiquer la grange de l'Hôtel-Dieu (4) ; ce qui n'empêcha pas les « com-
missaires ordonnés par le Roi et sa Cour de Parlement sur le fait
de la police » de rendre une ordonnance statuant (5) que les malades
de la contagion seraient portés à Beaulieu, et qu'à cette fin il y serait
baillé et fourni linges et autres choses nécessaires tant par les gou-

---

(1) *Reg. secr.*, t. XIII, f⁰ˢ 86, 87 et 129, 16 et 23 juin 1590.
(2) *Reg. secr.*, t. XIV, fˢ 229 à 245, du 1ᵉʳ au 13 août 1592.
(3) *Reg. secr.*, t. XIV, f⁰ˢ 259, 267, 279, 290 et 292 ; 31 août, 10 sept.,
12, 20 et 27 oct. 1592.
(4) *Reg. secr.*, t. XV, f⁰ˢ 221 et 223, 9 et 10 sept. 1593. *Cart.* 32, f⁰ 111.
(5) *Cart.* 32, f⁰ 118, 17 sept. 1593.

verneurs de ville, des deniers du revenu de la léproserie, que par les administrateurs de l'Hôtel-Dieu ; que le lépreux serait tenu de se retirer de l'un des logis dudit lieu, pour lui et les siens (1), et que le procureur de la maison (2) viderait hors d'icelle à peine du fouet, que les autres lieux seraient blanchis et accommodés pour y mettre les malades ; qu'enfin M° Blondel saurait de M° Jehan Maurel, prêtre et chapelain de Beaulieu, s'il voulait prendre la charge de l'économie de ce que dessus, en lui baillant gages et ce qui serait requis. »

Blondel ayant enjoint aux administrateurs de la léproserie d'avoir à satisfaire à cette ordonnance, ceux-ci en référèrent au bureau de l'hôtel de ville, qui pria M. le gouverneur, bailli et maire de la Vérune , de convoquer une assemblée du général pour en délibérer à la pluralité des voix. Quelques-uns des officiers de judicature et du clergé, et les députés des paroisses de Saint-Etienne, de Saint-Ouen, de Saint-Nicolas, de Saint-Pierre et de Saint-Martin, se prononcèrent pour l'Hôtel-Dieu ; d'autres, pour le jardin de la Fontaine-du-Fourneau, appartenant à cet hôpital ; mais la majorité, y compris les députés de Saint-Gilles, de Saint-Sauveur, de Saint-Jean, de Froide-Rue, de Saint-Julien et de Vaucelles, désignèrent Beaulieu, et M. de la Vérune se rangea à leur avis, à la condition néanmoins, qu'il serait fourni aux frais sur ce requis et aux nécessités des malades, tant par la Maison-Dieu que par des aumônes particulières et par les amendes de police. »

Mais les échevins refusèrent encore d'obéir, soit par crainte de la contagion, soit parce qu'ils entendaient rester maîtres absolus à

(1) C'est-à-dire Vincent Lecoq, qui avait avec lui son fils Geffroy et sa fille Michelle, laquelle était encore seule reçue alors au rang des pensionnaires de Beaulieu.

(2) Il ne s'agit pas ici du *procureur fiscal* de la léproserie, lequel, de même que le *sénéchal*, était toujours un licencié ès lois ou avocat, et n'habitait pas à Beaulieu, mais du *serviteur des malades*, logé en effet dans la maison, et nommé Jean Leroux. Il était chargé de la « collection des rentes » et il avait succédé à son père et à ses deux frères dans cet office, auquel il joignait celui de « sacristain » ou « custos », bien qu'il fût protestant, lorsque, sur la plainte du chapelain, il fut remplacé (l'an 1597) en cette dernière qualité, par un catholique nommé Jean Clément (*Arch. hospit.*, 22 nov. 1572. *Reg. de la Lépros.*, 27 oct. 1584 et 15 mars 1597. — *Cart.* 5, f° 138, 25 mai 1583. — *Cart.* 21, f° 110, 20 sept. 1584. — *Cart.* 35, f° 25, etc.)

Beaulieu, et malgré de nouvelles ordonnances qui prescrivaient le transport des pestiférés à la léproserie, les choses restèrent en l'état (1).

En 1594, on mit en avant un projet de construction d'une « maison de santé », ou lazaret, dans le jardin de la Fontaine-du-Fourneau, appartenant à l'Hôtel-Dieu, sans plus de résultat (2). En 1598, c'est-à-dire trois ans après que le Parlement de Normandie, au mépris de l'édit de la translation qualifié de « perpétuel et irrévocable », avait été rendu à la ville de Rouen (*Lett. pat.* du 11 avril 1595), le corps de ville, attendu que les juges de police avaient fait déposer des pestiférés dans « la Cercle ». sans le consulter, bien qu'il l'eût acquise des Jacobins, décida qu'elle serait évacuée, afin d'y faire tenir la foire qui venait d'être concédée à la ville par le roi Henri IV, et que les malades de la contagion seraient mis dans les jardins du pré de l'Hôtel-Dieu, où l'on reconstruirait les anciennes loges de la Cercle (3), ou bien dans la salle dite « Millon », qui serait appropriée à cet effet (4).

Il s'ensuivit un procès avec le prieur, qui obtint deux arrêts confirmant les précédentes ordonnances de police et défendant aux maire et échevins d'envoyer ces malades à l'hôpital ou dans ses dépendances (5). Mais bientôt un autre arrêt donna gain de cause à la municipalité, en ce sens qu'il ordonna d'élever des loges dans le jardin de la Fontaine-du-Fourneau destinées à ceux qui guériraient de la peste, « pour s'y éventer (6) ». Finalement, après avoir songé,

(1) *Cart.* 32, f⁰ˢ 111, 112, 118, 129, 130; 9, 17, 18, 25 et 28 sept. 1593, etc. — *Reg. secr.*, t. XV, f⁰ˢ 221, 235, 236, 9 sept., 8 et 11 oct. 1593.

(2) *Cart.* 32, f⁰ 193, 12 fév. 1594.

N. B. C'étaient les chirurgiens-barbiers qui, sous le nom de *chir.-barb. de la Faculté*, étaient chargés de soigner les pestiférés, avec lesquels ils s'enfermaient. Plusieurs furent victimes de leur dévouement. Outre un traitement et le logement, ils avaient droit, au bout d'un certain temps, à l'un des offices du poids-le-Roi, de la halle au blé, du verdage, ou de mesureur de voisde (pastel), etc., *Cart.* 23, 24, 25, 26, 27, 28, 29, 39, 41, etc., *passim*.

(3) *Cart.* 35, f⁰ˢ 175-177, 4 février 1598.

(4) *Cart.* 32, f⁰ 52, 23 oct. 1598.

(5) *Cart.* 36, f⁰ˢ 60, 85 et 90, 9 fév., 3 mai et 10 mai 1599.

Arch. hosp., liasse des invent., 27 nov. et 18 déc. 1598, 10 fév. 1599, 6 mai 1606.

(6) *Cart.* 36, f⁰ˢ 108, 111 et 112, 12, 19 et 24 juil. 1599.

en 1606, à bàtir un lieu de santé à Clopée (1), on se décida à acheter à cette intention un emplacement à l'extrémité du faubourg
Ste-Paix, dans un endroit appelé « la Gobelinière (2) », sans doute
à cause de quelque prétendue apparition de ces esprits follets,
connus sous le nom de « Gobelins » qui, capricienx et malins
plutôt que foncièrement méchants, savaient rendre toutes sortes
de petits services aux gens qu'ils avaient pris à gré, au lieu qu'ils
ne manquaient jamais de jouer quelques tours de leur métier dans
les maisons dont les habitants, pour une raison ou pour une
autre, avaient le malheur de leur déplaire.

VI.

Ainsi, gràce à la résistance, à la ténacité persévérante du corps
municipal, les Lecoq, qui avaient vu mourir de la peste, à côté
d'eux, le lépreux Douesnel en 1384, n'eurent pas à souffrir, ni
moralement, ni matériellement, du tranférement des pestiférés de
la ville à Beaulieu, quoique l'abbé de La Rue et M. Jules Lair aient
écrit le contraire (3). Par contre, on allait leur imposer encore un lépreux, étranger à la ville de Caen comme le soldat Coste, mais dans
des conditions tout à fait différentes et en accordant peu de temps
après la pension à Geoffroy Lecoq lui-même.

Par une touchante lettre du 27 juin 1398, un sr Pierre Deslandes,
des environs de Pontorson, « remontre que depuis quelque temps
il aurait été atteint de la maladie de lèpre et par ce moyen induit
à s'absenter de ses parents et amis pour ne leur être occasion d'aucun reproche, et n'ayant pu trouver un lieu plus commode et retiré
pour s'accommoder le reste de ses jours — qu'au rapport des médecins il ne peut espérer guère longs, — que l'hôpital et maladrerie
de Beaulieu, il vous plaise, dit-il aux échevins, qu'il lui soit permis
d'y faire sa demeure, offrant de payer à l'avance le prix de l'affer-
mage du logis, sans aucune espérance de demander aucune part des
fruits et émoluments delad. maladrerie ; mais entend toujours se
nourrir, ayant, Dieu merci, biens à suffisance pour y satisfaire ;
offrant, le cas échéant, de la vider et quitter du jour au lendemain,

(1) *Cart.* II, fos 28 et 39 : 22, 26 et 27 avril 1606.
(2) *Ib.*, fo 172, 17 mars 1607.
(3) *Essais historiques sur la ville de Caen*, t. II, p. 195.
Hist. du Parl. de Norm. à Caen, p. 185.

sans prétendre aucune possession pour la réception que de grâce en auriez faite. Ce faisant, Messieurs, ferez œuvre très-agréable à Dieu et très charitable en l'endroit du prochain chrétien, lequel le suppliera tous les jours de sa vie pour votre prospérité et santé. »

Des offres si généreuses ne pouvaient manquer d'être agréées par le bureau qui, le jour même, prit à l'unanimité une délibération aux termes de laquelle il était « permis aux curé, administrateurs, *malades étant* de présent à la léproserie ou à leur serviteur (1), et chacun d'eux en droit soi, traiter avec ledit suppliant pour led. fermage, en prenant ladite avance pour son logis, sa garde, nourriture et entretien, avec continuation d'icelle d'an en an, un mois avant la fin de chacune année. Et parce que icelui, n'étant pas du pays, n'aurait pu bailler caution d'accomplir ce à quoi il se soumet, au lieu d'icelle caution et reconnaissance pour le bien qui lui est fait, il a présentement garni entre les mains desd. gouverneurs la somme de 100 écus sol, pour être constituée en 10 écus de rente au profit de lad. léproserie, pour, advenant le décès ou retraite dud. suppliant, il en demeurera *(sic)*, à perpétuité, comme de sa donation, 33 écus 1/3 de rente à lad. léproserie, et les 66 écus 2/3 restant lui seront rendus ou à ses héritiers. Et aussi s'il y a défaut de sa part de satisfaire à l'avance du susdit fermage, pension, garde, nourriture et entretien, il pourra être expulsé et mis hors de lad. maison, et demeureront lesd. 100 écus au profit d'icelle (2). » Du reste, point de séparation solennelle et religieuse du lépreux, ni même de visite médicale.

Suivant toute apparence, Deslandes ne jouit pas plus longtemps que Coste de l'hospitalité, si peu écossaise, de la municipalité de Caen, car le compte de Jean Macé (3), qui administra Beaulieu deux ans après, pour la période de 1600 à 1602, ne mentionne aucune recette de ce chef.

Ce fut précisément, durant la première année de sa gestion, que Geoffroy Lecoq, las de n'avoir, depuis les 15 ans qu'il avait passés auprès de son père et de sa sœur, aucuns revenus personnels, sollicita à son tour la faveur d'être reçu au nombre des malades, avec la « pension et les aumônes » accordées à chacun d'eux (4).

---

(1) En fait, les échevins traitèrent seuls avec Deslandes. mais on voit que théoriquement du moins ils admettaient l'intervention personnelle des malades eux-mêmes. Nous voilà loin de l'incapacité légale du moyen-âge !

(2) *Reg. de la Lép. de B.*, 27 juin 1598.

(3) *Arch. hosp.*, cahier de 36 f°.

(4) *Cart.* 38, f° 100.

Une première demande du mois d'octobre 1600 étant demeurée sans effet, il en présenta une seconde le 2 décembre suivant (1). Il y explique comment, après avoir « espéré en ses jeunes ans que Dieu le garantirait de la maladie de lèpre, dont son père et sa sœur étaient depuis longtemps affligés, il se serait employé à travailler tant à tirer de la pierre aux carrières qu'à toute autre besogne, pour essayer à gagner sa vie. Mais il serait arrivé qu'ayant atteint les ans de la virilité, cette contagion et maladie, lui étant héréditaire, aurait tellement gagné sur lui, qu'il en était demeuré du tout débilité de sa force. Et s'étant lad. maladie pullulée et parue extérieurement, il a été quitté et déchassé d'un chacun, et serait en danger de périr misérablement de faim, ce qui le contraint avec un extrême déplaisir d'avoir recours à votre bonté, faveur et miséricorde. »

Le bureau rendit aussitôt une décision conforme, « le suppliant ayant été visité le jour de la foire St-Simon et St-Jude », dit le procès-verbal sans autre explication, de sorte qu'on ne sait si ce fut par des hommes de l'art, ou tout simplement par les officiers municipaux qui avaient l'habitude de se rendre à la foire de Beaulieu, très souvent pour faire la « visitation des bâtiments », et toujours pour assister au banquet offert ce jour-là par les administrateurs aux diverses autorités de la ville, aux dépens de la léproserie, cela va sans dire, comme il est inutile d'ajouter qu'ici encore le prêtre n'eut point à intervenir pour prononcer une séparation qui existait de fait, sinon de droit, depuis quinze ans.

A ce moment, Geoffroy Lecoq nous l'apprend lui-même, il avait 35 ans ; son père, 75, et sa sœur, 50 (2). Les deux derniers vécurent encore une douzaine d'années, puisqu'ils figurent sur l'état des charges ou dépenses pour la gestion de 1610 à 1612, et qu'ils ne sont point nommés dans le compte de la période triennale suivante. Il en résulte que Vincent Lecoq mourut presque nonagénaire et sa fille Michelle plus que sexagénaire. Quant à Geoffroy, il leur survécut assez pour atteindre l'âge de 100 ans ! J'en donnerai plus loin la preuve authentique.

Assurément, ce sont là, pour des lépreux, des longévités fort extraordinaires et qu'auraient pu leur envier bien des familles réputées « saines ». Cependant on en sera peut-être moins étonné, après que j'aurai montré, avec plus de détails que je ne l'ai fait jus-

(1) *Reg. de la Lépros. de Beaulieu*, à cette date.
(2) *Reg. de la Lépros. de Beaulieu*, 2 déc. 1600.

qu'à présent, comment nos trois prétendus ladres furent traités à la léproserie et de quels avantages ils y jouissaient, surtout quand ils s'y trouvaient seuls.

VII.

Parmi les allocations, soit en nature, soit en argent, que les règlements attribuaient aux pensionnaires de Beaulieu et que j'ai pu relever sur les comptes triennaux des administrateurs et sur les états des charges ordinaires qui incombaient à la maison (1), il convient de distinguer celles qui étaient individuelles, personnelles à chacun d'eux, et celles qui, leur étant communes, se partageaient entre tous, quel que fût leur nombre.

Dans la première catégorie se rangent :

1° L'habitation personnelle, composée de deux pièces au XVI° siècle. Elle est appelée *seule* et *cellule* (2) dans l'arrêt précité des Grands

(1) *Reg. de la lép. de B.*, 4 mars 1582, 6 mars 1585, 26 mars 1588, 10 mars 1588, 28 avril 1594, 7 mars 1597, 20 mars 1600, 5 avril 1606, etc. *Arch. hospit. de Caen, compte de Jean Macé*, de 1600 à 1602, et *Inventaire* de 1555-1556. Quant aux revenus de la léproserie elle-même, c'est également dans ces documents qu'on trouve la longue énumération de ceux qui existaient encore aux XVI° et XVII° siècles, tels que : coutume de la foire St-Simon et St-Jude, fermages de terres dans plusieurs paroisses, rentes sur le domaine de la vicomté et sur le *poids-du-Roi*, droits de *guède* ou pastel sur les teinturiers, et de *plancage* sur la navigation de l'Orne, redevances en grains et autres faisances en nature, rentes sur des maisons, etc. Ils étaient perçus par les administrateurs et le serviteur des malades, et employés aux dépenses de la maison : entretien des bâtiments, pensions et allocations des lépreux, gages des officiers, du serviteur et du sacristain, banquet traditionnel de la foire, etc., etc.

(2) Ducarel, qui visita Beaulieu peu d'années avant la création du *Dépôt de Mendicité* sous Louis XV, dit qu'il y remarqua plusieurs chambres rangées sur une seule ligne à la distance de 20 pieds l'une de l'autre, et surmontées chacune d'une grande boule percée de petits trous sur les côtés pour ne laisser qu'un léger passage à la fumée. Il en conjecture que chaque lépreux avait sa chambre particulière, fermée par de légères cloisons comme dans les *cellules des moines* (*Antiq. Anglo-Nor.*, p. 135). Son traducteur, Léchaudé d'Anisy (*Rech. sur les Lépr.*, dans les *Mém. des Antiq. de Norm.*, XVII, 144), ajoute que ces constructions semblaient indiquer que le régime de fumigations ou plutôt du boucanage était employé comme moyen curatif de la lèpre.

jours de Bayeux, logis et maison dans les documents postérieurs. Les bâtiments étaient, assurément, tombés en fort mauvais état d'après les procès-verbaux des « visitations » qu'en faisaient les autorités, notamment le jour de la foire St-Simon et St-Jude ; mais les réparations incombaient à la léproserie et non aux lépreux (1) ;

2° Un petit jardin attenant à chaque logement ;

3° La pension individuelle de 18 deniers par jour ou de 45 sous par mois, payable par douzièmes et d'avance chaque année (2) ;

4° Une somme de 5 sous à chacun des malades, pour son dîner de la foire : somme bien modeste, il est vrai, en comparaison de la dépense que faisait la caisse de la léproserie, ce même jour, pour le banquet des échevins et de leurs invités, qui parfois coûtait fort cher ; en 1600, par exemple, il s'éleva à la somme de 50 livres 10 sous, soit à plus des 2/3 du prix d'adjudication de la coutume qui ne fut que de 70 livres cette année-là, et ce prix fut même réduit à 60 livres sur la réclamation de l'adjudicataire (3).

Pour la seconde catégorie de prestations et revenus qui, en droit, étaient à partager entre tous les pensionnaires de la léproserie, mais qui, en fait, profitèrent presque exclusivement à la famille Lecoq, je citerai :

1° Le tiers des produits ou du fermage du colombier de Beaulieu, dont les deux autres tiers appartenaient au curé : comme, à la fin du XVIᵉ siècle, cet édifice était complètement en ruine, et ne pouvait plus servir, Vincent Lecoq et le titulaire de la cure avaient été appelés à plusieurs reprises devant le bureau de la ville pour se voir contraindre à contribuer proportionnellement à sa réfection et ils avaient fini par en prendre l'engagement formel ; mais plusieurs années s'étant écoulées sans qu'ils l'eussent réalisé, les échevins, de guerre lasse, firent rebâtir le colombier aux dépens de la lépro-

---

(1) *Reg. de la lép. de B.*, 20 oct. 1582, 26 mars 1585, etc., etc.

(2) Le fondateur de la léproserie lui avait accordé une prébende commune à tous les lépreux et non des prébendes individuelles comme l'étaient celles que le roi Guillaume avait attribuées à 20 pauvres lépreux de St-Nicolas de Bayeux (F. Vaultier, *Hist. de la ville de Caen*, 112). L'abbé de La Rue (II, 189) cite, en effet, deux donations faites par des particuliers aux lépreux de Beaulieu étant *non in præbendam...*, ou *extra præbendam Domini Regis*. De pareils dons faits en 1211 et 1214 sont traduits dans le *chartrier I* des *Arch. hosp.*, fᵒˢ 29 et 49, par ces mots : « *aux povres malades qui ne sont provendiers* » ou « *de la rente du Roy, nostre sire.* »

(3) *Reg. de la lépr. de Beaulieu*, 25 oct. et 25 nov. 1600.

serie, et, une fois qu'il fut suffisamment repeuplé de pigeons, ils en abandonnèrent de nouveau la jouissance aux anciens usufruitiers, malgré la menace, souvent réitérée, de les en priver, s'ils refusaient leur contribution (1) ;

2° Les fermages des maisons inoccupées par les malades, des granges établies et greniers y attenant, de toutes les terres labourrables de l'enclos de Beaulieu, à l'exception de la chapelle et du cimetière, du petit logement du serviteur des malades, enfin, d'une maison et de trois vergées de terre dépendant du bénéfice du curé (2) ;

3° Dix sous à chacune des cinq fêtes de la Vierge, savoir : la « Mi-août » ou Assomption, la « Septembrèche » ou Nativité, la « Décembrèche » ou Conception, la « Chandeleur » ou Purification, et la « Marchèque » ou Annonciation ; soit 50 sous par an ;

4° Trente sous pour le terrage de la foire de Beaulieu ;

5° Dix sous d'étrennes au 1er janvier ;

6° Même somme pour le « Carême-prenant, » ou carnaval ;

7° Cinq sous, le vendredi d'après Pâques, à l'occasion des processions de la ville qui se rendaient ce jour-là à la chapelle de la Maladrerie (3) :

8° Pareille allocation et pour le même motif, le vendredi d'après la Pentecôte (4) :

9° Vingt sous pour le souper du « jeudi absolu » (jeudi-saint), où les « malades avaient accoutumé d'aller coucher *sur* le pont St-Pierre », suivant certains textes, et « *dessous* », suivant d'autres ; or, comme les deux premiers hôtels de ville de Caen étaient sur le pont St-Pierre et que le second ne fut détruit que vers le milieu du XVIIIe siècle, il est permis de voir dans ce souper traditionnel un acte de charité chrétienne de la part de nos pieux échevins, qui peut-être servaient

(1) *Reg. de la lép. de B.*, procès-verbaux de visitation des 30 mars 1585, 28 oct. 1588, 20 mars 1591. Voir également 9 avril 1591, 11 juin 1591, 28 oct. 1594, 1er avril 1597, 29 oct. 1600, etc., etc.

(2) *Supra*, p. 20, note 2 ; et *Infra*, p. 60.

(3 et 4) *Compte de Macé* précité. Les *Cartons* de l'hôtel-de-ville parlent seulement de la procession qui se faisait en ville, le dimanche de la Pentecôte, par les corps de métiers, des aumônes ou deniers à Dieu qui s'y percevaient et du festin que chaque corps devait offrir à tour de rôle.

Cart. 30, fos 7 à 10, 147 à 150) ; — *Cart.* 44, f 23 ; — *Cart.* 64, fo 30 ; — *Cart.* 77, fo 129, etc., etc.

eux-mêmes leurs hôtes à table, du moins à une certaine époque, s'ils n'allaient jusqu'à leur laver les pieds, à l'exemple du Christ, lors de la sainte Cène ; seulement, le sens de cette cérémonie religieuse était complètement perdu dès la fin du XVI° siècle, puisque les documents de cette date n'y font aucune allusion et ne parlent que du prix du souper ;

10° Cinq sous pour le retour, le lendemain, vendredi-saint ;

11° Le mercredi des cendres, deux milliers de harengs, dont la moitié de blancs et l'autre moitié de saurs, sur la prévôté de Caen (1) ;

12° Deux pots de vin à Pâques, « tant pour les administrer, que pour leur usage personnel » ;

13° Enfin, cinq quartiers de bûches pour leur chauffage.

A la double énumération qui précède, il faut ajouter, d'abord, les produits des quêtes que les malades faisaient dans la ville, soit par eux-mêmes, soit, depuis l'arrêt des Grands-jours de Bayeux, par l'intermédiaire de leurs gardes et de leurs serviteurs, « aux bonnes fêtes annuelles » ; puis, les aumônes déposées dans une loge *ad hoc* à la porte extérieure de Beaulieu, donnant sur la route de Caen. On pourrait, ce semble, y comprendre encore le produit de la vente des meubles et ustensiles ayant appartenu aux lépreux décédés, attendu que, si les arrêtés municipaux prescrivaient aux administrateurs d'en faire recette au profit de la maison, je n'en ai trouvé aucune trace dans leurs comptes triennaux de recettes et dépenses. Il ne serait nullement étonnant que Vincent Lecoq se fût approprié les objets laissés par Douesnel, Coste et Deslandes, comme il ne manquait jamais de louer à son profit leurs habitations, aussitôt qu'elles devenaient vacantes, et l'on a vu qu'il avait su trouver un fermier même pour celle de Douesnel, quoiqu'il fût mort de la peste. Je ne

(1) En 1427 (n. s.) la rente n'ayant pas été payée en nature, elle fut évaluée à 9 livres, aux assises d'Évrecy, tenues à Caen par Thomas de la Balle, lieut. g. du bailli, le 17 mars, d'après l'avis de plusieurs bourgeois et anciens fermiers de la prévôté, mais sans que ce taux pût porter préjudice aux malades pour l'avenir. » — *Chartrier* II, f° 6 r°.

Au reste, s'il faut en croire le *Petit Dict*° *topogr. de Caen*, imprimé en 1828, c'est dans cette ville que se formèrent les premiers établissements pour la salaison du hareng, suivant le procédé hollandais. Dès le XII° siècle, il s'en faisait une ample consommation dans toutes les classes de la société, et l'abbé de St-Étienne avait quelquefois ordre d'en acheter jusqu'à 300,000, dont une partie était destinée pour la *Cour*. — Voir également Léop. Delisle : *Étude sur la classe agric.*, p. 189.

mets pas davantage en doute qu'en dépit et des règlements et de l'article 274 de la Coutume, Geoffroy n'ait hérité du mobilier de son père et de sa sœur, qui avait pourtant été fourni partie par la léproserie et partie par la paroisse de Vaucelles. Dira-t-on que cet héritage ne dut pas beaucoup enrichir l'héritier ? J'en conviendrai, voulant seulement montrer combien le corps municipal usa de tolérance envers cette famille et principalement envers son dernier membre qui, devenu fort à l'aise depuis qu'il était seul usufruitier de Beaulieu, s'empressa d'imiter l'exemple de son père, en faisant venir avec lui femme et enfants.

A la fin, néanmoins, l'autorité fit mine de se fâcher : c'est ce qu'il me reste à raconter.

VIII.

Le samedi, 13 juin 1626 (1), Geoffroy Lecoq fut appelé par l'administrateur, Pierre Duquesnay, devant le bureau au grand complet, tenu par le lieutenant général Vauquelin des Yveteaux, en présence de l'avocat et du procureur du roi, des échevins et du procureur syndic de la ville. Là, l'administrateur exposa que « Geoffroy Lecoq était demeurant dans une portion des maisons de la léproserie et jouissait du clos de Beaulieu, avec quelques autres droits en dépendant également, dont il ne payait aucuns fermages, et qu'il fallait savoir en vertu de quel droit il jouissait de ces biens. » A quoi celui-ci répondit avec assurance que « son défunt père en jouissait et qu'il y avait droit à cause de sa maladie. » Alors le procureur du roi prenant la parole fit remarquer qu'il « s'était marié, qu'il avait plusieurs enfants, tant mâles que femelles, qu'il avait mariés avec toutes sortes de personnes, tant en cette ville qu'ailleurs, et qu'il n'y avait nulle apparence qu'il fût malade de la maladie de lèpre, ayant un neveu nommé Michel Lecoq, qui est prêtre en la paroisse de St-Julien de Caen, et que tous sont conversans et trafiquans avec toutes personnes, il n'est donc pas raisonnable qu'il jouisse ainsi desd. biens et devenus ». « Toutefois, ajouta-t-il, attendu son anti-« quité — à cette date pourtant Geoffroy n'avait encore que 61 ans, « — je n'empêche qu'il lui soit donné quelque pension, pendant le « reste de sa vie, mais je demande que l'administrateur ait à faire

(1) *Cart.* 48, f° 45.

« bannir et adjuger led. clos de Beaulieu à fermage pour l'avenir,
« ainsi que les autres héritages. »

Lecoq sentit que le moment était venu de faire quelques concessions pour ne pas perdre sa position tout entière. Il déclara donc, humblement qu'il s'en « remettait à la volonté de la Compagnie, la suppliant seulement de lui laisser quelque chose pour vivre. »

En conséquence, après délibération, il fut arrêté qu'il continuerait à jouir, sa vie durante, des droits qu'il avait ci-devant perçus, et qu'au lieu et place du clos, qui serait banni avec les autres héritages et maisons, au terme St-Michel ensuivant, il lui serait donné 100 livres par an, payables par quartiers, mais que, conservant la jouissance de son habitation, il aurait à l'entretenir désormais.

Bien que sa pension fût ainsi portée au double de celle qui avait été offerte à son père en 1585, moyennant la même renonciation, il n'en est pas moins vrai que cette transaction lui était très préjudiciable, car l'adjudication du clos, lequel, d'après l'arpentage qui en fut immédiatement fait par l'arpenteur royal Burel, contenait onze acres et 3 verges ou vergées 1/4 de terres labourables (1), monta, avec un petit corps de logis comprenant une salle, une étable et une grange, mais à l'exclusion des autres édifices, du colombier, du cimetière et du bénéfice du curé, à la somme de 308 livres cette première année, à 300 l. en 1633, à 293 l. en 1639 et 1643 (2). Aussi, dans une pétition du 10 octobre 1628, après avoir rappelé aux échevins qu'on lui avait ôté la jouissance de la « terre de la Maladrerie sise au *bourfin* de Caen » et « arbitré seulement une pension fort petite et médiocre », fit-il remarquer qu'il ne devait plus être tenu à l'entretien des murailles, et il en fut déchargé par délibération du 9 décembre suivant, parce que « Charles Larcher, administrateur de la léproserie et le procureur (serviteur) Jean Leroux attestèrent que les murs du clos étaient en bon état de réparation (3) ». On trouve d'ailleurs

---

(1) *Cart.* 48, f° 46. — Burel explique que c'est à la mesure de 12 pouces pour pied, de 22 pieds pour perche, de 40 perches pour verge et de 4 verges pour l'acre. D'où il suit, d'après les *Tables de conversion*, de C. Fouque n°⁵ VIII et XXVI, que les 11 acres 3 verges 1/4 de terres labourables équivaudraient aujourd'hui à 9 hectares 65 ares 25 centiares en chiffres ronds.

(2) *Reg. de la Lépr. de B.*, 23 juil. 1627, 1ᵉʳ février 1633, 12 oct. 1639. — *Cart.* 48, f°ˢ 166 et 196.

(3) *Cart.* 48, f° 78.

Notons à cette occasion que le successeur de Larcher s'appelait Pierre

dans les procès-verbaux des adjudications précitées de 1639 et 1643, que Geffroy Lecoq jouissait toujours du tiers du colombier, les deux autres tiers restant attribués au curé ou chapelain.

Désormais, son nom n'apparaissant plus, ni dans les procès-verbaux de visite des bâtiments, ni dans ceux des adjudications, ni dans les comptes des administrateurs, j'avais d'abord cru qu'il avait dû mourir vers l'année 1644 ou 1645, lorsque je mis la main sur un certificat, daté du 12 août 1665, par lequel « le curé et autres particuliers de la paroisse St-Nicolas attestent que Geoffroy Lecoq est décédé *depuis 8 ou 9 mois* dans la Maladrerie de Beaulieu, où il vivait comme ladre et qu'il y a été inhumé (1) : ce qui place sa mort au mois de novembre ou de décembre 1664. En rapprochant cette date de celle de sa demande d'admission où il s'était déclaré âgé de 35 ans et qui est du 2 décembre 1600, on a bien la preuve qu'il mourut véritablement centenaire !

Chose non moins étonnante, le cimetière des lépreux inspirait à cette époque si peu de répugnance aux habitants du hameau, qu'ils avaient pris depuis longtemps l'habitude de s'en servir pour leurs propres morts, et qu'ils se plaignaient amèrement du chapelain qui, en y mettant la charrue et en y semant du sainfoin, l'avait « profané », et jeté ainsi « leurs frères, sœurs et parents à la voirie » ; enfin, ils en demandèrent le rétablissement en termes formels, du vivant même de Geoffroy qu'ils savaient pourtant devoir bientôt y être enterré (2).

De pareils faits, joints à ceux que j'ai énumérés précédemment,

Lecoq et que celui-ci étant décédé pendant sa gestion, ce fut son frère Philippe qui la continua (1630-1634). Ils étaient bourgeois de la ville de Caen : il ne faut donc pas les confondre avec le lépreux Geoffroy Lecoq, qui était un simple journalier.

Cart. 48, f⁰ˢ 87, 88, 92, 94, 98, 113, 126, 134, etc.

(1) *Arch. munic. de Caen*, pièces cotées : *Assist. publ.*

Cette attestation fut produite au cours d'un procès des échevins contre Jacq. Orange, valet de pied du Roi, que le cardinal Ant. Barberin, Grand Aumônier de France, avait fait pourvoir de l'administration des biens et revenus de la léproserie, par lettres pat. du 30 avril 1664, mais qui en fut débouté suivant un arrêt du Grand Conseil, du 28 sept. 1665. — *Arch. hosp. Liasse de 50 contrem.* — *Cart.* 67, f⁰ˢ 205 et 206. — *Cart.* 68, f⁰ 17 v⁰, etc.

(2) *Ibid.* ; placet à Jacq. Orange, du 13 juill. 1664.

me semblent établir d'une manière certaine ma thèse sur la condition réelle des derniers malades de Beaulieu. Laissant de côté ce qui concerne Godey, Douesnel, Coste et Deslandes, sur lesquels il n'existe que des renseignements insuffisants, ou dont le séjour à la léproserie a été de très courte durée, pour m'en tenir à la seule famille — je dirais presque la dynastie — des Lecoq, je puis résumer les principaux traits de son histoire en quelques lignes.

Tout d'abord, remarquons que, dans aucun de nos textes la concernant il n'est fait mention de douleurs physiques. Quant aux souffrances morales, aux déchéances ou privation des droits civils et de famille, qu'avons-nous vu ? Le père appelle auprès de lui ses enfants sans autorisation préalable. Il maltraite, de complicité avec son fils Guillaume, son compagnon Douesnel et n'en est pas puni. De concert avec celui-ci, il intente des procès d'un intérêt exclusivement personnel, et n'en supporte point les frais. Plus tard, il fait admettre successivement à la pension sa fille Michelle et son fils Geoffroy, sans qu'il apparaisse que, soit l'un, soit l'autre, ait été soumis aux épreuves médicales et aux cérémonies religieuses de la séparation des lépreux. Quand la ville essaie de restreindre ses revenus, il résiste et elle se borne à lui imposer l'entretien des murs extérieurs. Presque toujours, lui et les siens restent seuls usufruitiers de l'enclos, sauf les petites réserves du curé et du serviteur de la léproserie, mais y compris le tiers des produits du colombier, bien qu'ils ne contribuent en rien à sa reconstruction, et en outre des prestations de toute sorte en nature et en argent. Ils semblent même s'être approprié les meubles laissés par les autres lépreux à leur décès, comme ils ont toujours soin de s'emparer de leurs anciens logements et jardins pour les louer à leur profit. Loin de vivre en véritables reclus, ils fréquentent tout le monde, à commencer par les autorités de la ville qui les visitent, les appellent à chaque instant à leur bureau pour traiter avec eux en quelque sorte d'égal à égal. Puis, c'est le fils, sinon la fille, qui se marie, au mépris des règlements et des défenses les plus expresses ; il introduit dans la léproserie sa femme et ses enfants, et si le scandale des établissements avantageux qu'il a procurés aux siens finit par lasser la patience du corps municipal, qui l'oblige à accepter une diminution notable de ses rentes, il lui en reste encore assez pour lui permettre de vivre grassement jusqu'à l'âge des patriarches, de même que sa sœur et surtout son père meurent plutôt de vieillesse que de maladie. Enfin, dans le champ du repos, leurs dépouilles mortelles

3

sont mêlées avec celles des habitants du hameau (1). Sont-ce donc
là les parias, les maudits d'autrefois (2) ?

Cela m'amène, en terminant, à me demander si les Lecoq étaient
réellement de véritables lépreux, ou, du moins, si l'accusation
portée contre Geoffroy, par le procureur du roi, de n'être qu'un faux
ladre, était fondée ou non.

IX.

Personne n'ignore que dès le commencement, mais surtout à la
fin du XVIe siècle, la simulation de ladrerie devint très fréquente.
D'après les *Sérées* de Guillaume Bouchet (3), les *Propos rustiques* de
Noël du Fail (4) et les *Œuvres* d'Ambroise Paré (5), pour ne citer
que ces trois auteurs, il n'est pas de ruses dont ne se servissent alors
une foule de mendiants, de vagabonds et même de personnes plus
ou moins aisées, pour faire semblant d'être ladres, ceux-ci afin
d'échapper aux exactions des gens de guerre, ceux-là afin de récol-
ter des aumônes plus ou moins abondantes près des églises et sur
les places publiques, ou de s'assurer le gîte, la nourriture et de
bons revenus dans les léproseries devenues presque partout désertes,
si bien que « riche comme ladre » était passé en proverbe ; ce qui
n'empêchait pas d'ailleurs que cette appellation ou autre équivalente
n'eût continué jusqu'au XVIIIe siècle, à être considérée et punie

(1) Ces habitants appartenaient dès cette époque, à trois paroisses distinctes :
St-Nicolas-des-Champs, St-Germain-la-Blanche-Herbe et Venoix. Aujour-
d'hui encore le territoire de la Maladrerie se partage entre les trois communes de Venoix, de St-Germain et de Caen. C'est donc à tort qu'on dési-
gne quelquefois ce hameau sous le nom de *Beaulieu*, lequel s'applique
exclusivement à l'ancien enclos de la léproserie, devenu *Dépôt de mendicité*
en 1768 et *Maison centrale de condamnés* depuis 1812.

(2) Dans le Midi et en Bretagne, à la différence de la Normandie, le pré-
jugé contre ceux qui sont réputés descendre d'anciens lépreux a subsisté jusqu'à nos jours, au point de les obliger à exercer de père en fils certains
métiers, la corderie ou la tonnellerie, par exemple, à se marier entre eux,
etc., etc., V. de Rochas. *Les Parias de Fr. et d'Esp.* — Rosenweig : *Les
Cacous de Bret.* — Franc Michel : *Hist. des races maudites.*

(3) Voir : *36e sérée, des ladres et Mezeaux*, édit. de 1598, p. 285.

(4) VIII : *De Tailleboudin*, etc.

(5) Édit. Malgaigne, t. III, L. XI, ch. xxiii, p. 67.

comme une injure, suivant plusieurs arrêts cités dans les recueils
de jurisprudence (1). Je me bornerai à rapporter ici à titre d'exemple et en l'abrégeant un peu, l'histoire de ce « gros marault », qui
est racontée avec tant d'humour par « le père de la chirurgie française », et qui, après avoir commencé comme une comédie, eut
malheureusement un dénouement tragique (2).

La scène se passe à Vitré où le frère du grand chirurgien, Jean
Paré, exerçait la même profession. Donc un beau jour, l'homme en
question « se tenait à la porte du temple, son couvrechef à terre,
son baril dessus, avec plusieurs pièces de petite monnaie, ses cliquettes dans la main droite, qu'il faisait cliqueter assez haut, la face
couverte de gros boutons, faits de certaine colle forte, et peinte
d'une façon rougeâtre et luisante, approchant de la couleur des
ladres, fort hideux à voir. Ainsi chacun par compassion lui faisait
aumône », lorsque Jean Paré lui demanda depuis quel temps il était
ainsi malade. L'autre lui répondit « d'une voix cassée et rauque
qu'il était ladre dès le ventre de sa mère, que ses père et mère en
étaient morts, et que leurs membres étaient tombés par pièces. »
Mais l'homme de l'art s'aperçut qu'il avait « une certaine lisière de
drap entortillée autour du col, et que par-dessous son manteau, de
la main gauche, il se serrait la gorge, afin de se faire monter le
sang à la face, pour la rendre encore plus hideuse et aussi pour
faire sa voix enrouée », qu'enfin il « desserrait de temps en temps
sa lisière, pour reprendre un peu son haleine. » C'est pourquoi il
se fit autoriser par le magistrat à l'emmener en sa maison, où son
premier soin fut de lui ôter la ligature d'autour du col, puis de lui
laver la face avec de l'eau chaude, qui fit tomber tous les boutons.
Enfin, l'ayant mis nu, il ne trouva sur son corps aucun des signes
de lèpre, tant univoques qu'équivoques. Il en avertit le magistrat,
qui constitua l'imposteur prisonnier, et trois jours après l'inter-
rogea. Alors ce « larron du peuple » confessa la vérité, qu'il ne pouvait nier d'ailleurs, avouant qu'il ne savait métier autre que de
contrefaire ceux qui sont travaillés du mal St-Jean (épilepsie),
St-Fiacre (hémorrhoïdes), St-Mein (gale ou dartres) (3), bref qu'il

(1) Houard, *D^{re} du Droit norm.*, V° *lèpre*. Voir aussi l'arrêt du 19 janv.
1724 cité par V. de Rochas (Les Parias), d'après les *Arch. de la Gir.*, *Parl.
de Bordeaux*, série B. Arrêts, 1218, etc., etc.

(2) *Œuvres d'Ambroise Paré*, *loc. cit.*

(3) De nos jours encore, il n'est pas rare de rencontrer de faux épilep-

savait contrefaire plusieurs maladies et qu'il n'en avait jamais trouvé plus grand revenu que de contrefaire la ladrerie. Pourquoi il fut condamné d'avoir le fouet par trois samedis, ayant son baril suspendu devant sa poitrine et ses cliquettes derrière son dos, avec bannissement à jamais hors du pays, sous peine de la hart. « Quand ce vint le dernier samedi, le peuple criait à haute voix au bourreau : Boute, boute, Monsieur l'Officier, il n'en sent rien, c'est un ladre ! Dont, à la voix du peuple, Monsieur le bourreau s'acharna tellement à le fouetter, que peu de temps après il mourut, tant pour le fouet dernier que pour lui avoir renouvelé ses plaies par trois diverses fois : chose qui ne fut grandement dommageable pour le pays », conclut le narrateur et ce fut là toute l'oraison funèbre du pauvre diable.

X.

Maintenant, que faut-il induire de ce récit ? que bien en prit à la famille Lecoq d'avoir affaire aux gens de la bonne ville de Caen plutôt qu'à ceux de Vitré ? La conséquence ne serait pas légitime, attendu que son cas n'était pas du tout le même, ni de nature à donner prétexte à un traitement aussi impitoyable, aussi barbare Parmi les nombreux documents que j'ai pu consulter sur chacun de ses membres, il n'en est pas un seul qui permette de supposer qu'aucun d'eux ait usé de subterfuges coupables, ressemblant de près ou de loin à ceux qui viennent d'être décrits, pour se faire admettre à la pension des lépreux. S'ils l'avaient essayé, la fraude n'eût, à coup sûr, pas tardé à être découverte, grâce à leurs relations en quelque sorte journalières avec les administrateurs de la léproserie, les officiers de la ville et le public lui-même. D'un autre côté, on ne saurait croire que soit les uns soit les autres aient été véritablement atteints de la lèpre, sous aucune des trois formes caractéristiques auxquelles la science

tiques qui se sont tout simplement mis un morceau de savon dans la bouche pour simuler une attaque d'épilepsie, ou des enfants couverts de boutons ou de dartres pour lesquels le père ou la mère va quêter de porte en porte pour faire le pèlerinage de St-Mein. *L'Avenir du Calvad.*, du 8 mars 1885, raconte comment une femme G... avait pu escroquer une certaine somme en exhibant un enfant de 12 ans qui présentait des boutons d'un aspect repoussant, et qui n'étaient que le produit d'un mélange de gomme et de réglisse; en juillet 1890, une autre femme a été condamnée pour semblable escroquerie.

actuelle ramène toutes ses variétés : lèpre tuberculaire, lèpre anesthésique et lèpre mixte ; car alors ils n'auraient certainement pu survivre aussi longtemps (1). Il est donc probable qu'ils avaient tout simplement une maladie chronique de la peau, qui pouvait être héréditaire, suivant le dire de Geoffroy Lecoq lui-même (2), et qui présentait sans doute une certaine ressemblance, au moins extérieure, avec la lèpre, mais sans en avoir les terribles, les mortels effets (3).

Et en ce qui concerne spécialement ce doyen de nos pensionnaires, il me semble que le réquisitoire prononcé contre lui n'avait pas d'autre sens que celui-ci : on lui reprochait de jouir de tous les avantages attribués aux malades de la lèpre, quoiqu'il ne parût pas en ressentir les souffrances, ni physiques, ni morales ; mais on ne l'accusait pas de manœuvres dolosives pour cela. Autrement, on ne se serait pas borné à diminuer sa grasse prébende et on l'aurait honteusement chassé de son asile, au lieu de l'y laisser paisiblement, comme dans un héritage de famille, parvenir jusqu'à la centième année.

Donc, pour conclure, s'il était permis de jouer sur le nom des trois derniers malades, ou plutôt des trois derniers hôtes de Beaulieu, je pourrais dire en toute vérité qu'ils y vécurent non seulement pleins de jours, mais encore « heureux comme des coqs en pâte. »

(1) Aux ouvrages précités de MM. Henri Leloir, Besnier, etc., joindre l'art. *Lèpre* du D^{re} de *Larousse*, 2e *supplément*.

(2) *Supra*, § 6.

(3) Je n'oserais supposer qu'il s'agissait ici de la syphilis, bien que beaucoup d'auteurs aient prétendu qu'elle n'était qu'une transformation de la lèpre. Dom Calmet, dans sa seconde *dissertation* sur la lèpre, et Baillet, dans l'*histoire du culte de Job*, insérée au tome IVe de sa *Vie des Saints*, vont jusqu'à les identifier, disant que l'Église avait donné le saint homme Job pour commun patron à ceux qui étaient atteints soit de la lèpre, soit du mal de Naples. Aujourd'hui encore les médecins de l'asile de Colombo à Ceylan, comme ceux des îles Hawaii, croient à une parenté entre les deux affections. (*Revue scient.*, du 5 juillet 1890, p. 27).

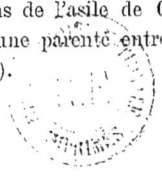

Caen, Imp. Henri DELESQUES, rue Froide, 2 et 4.